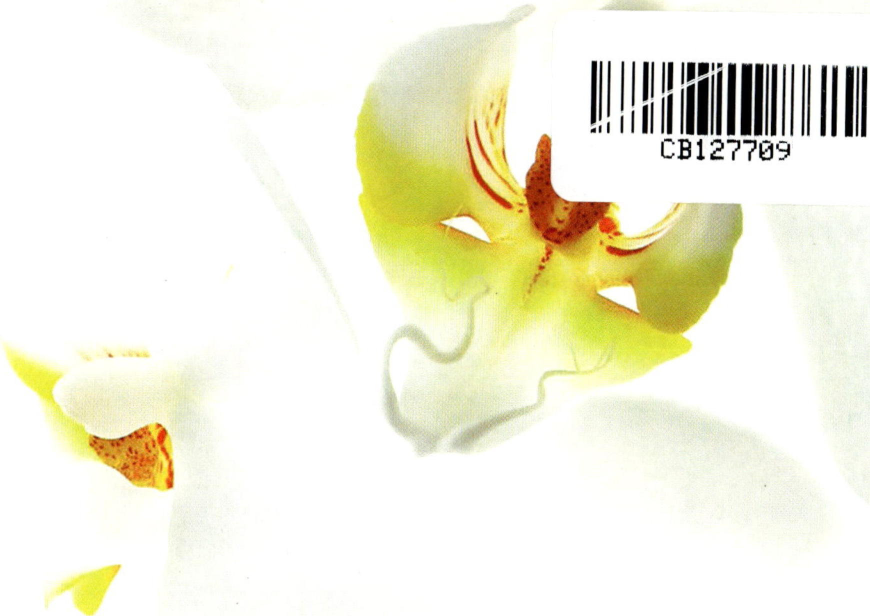

Guia da Boa Saúde

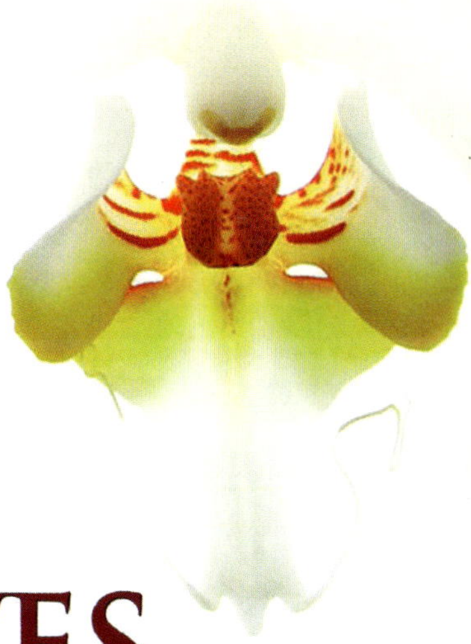

As 7 Chaves do Bem-Estar

JEANNE
MARGARETH

Índice

> "O segredo não é correr atrás das borboletas... mas cuidar do jardim para que elas venham até você."
>
> Mario Quintana

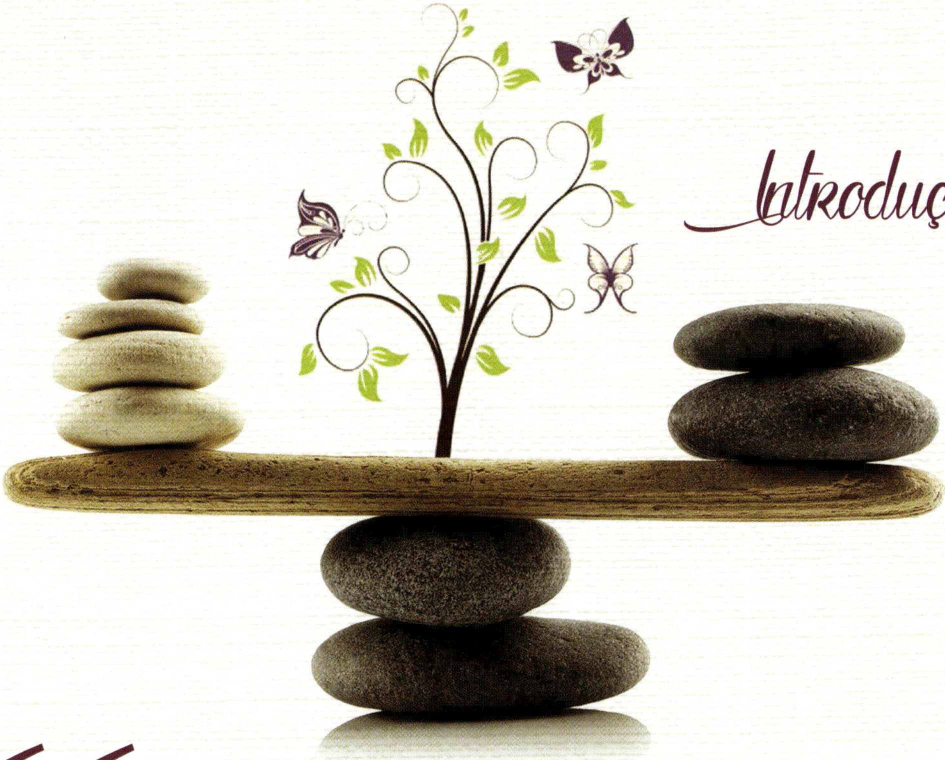

Introdução

"Sucesso é a Alegria que nasce do equilíbrio Físico e Mental!"

Para ter sucesso é preciso estar BEM. Mas onde e como encontrar, no mundo em que vivemos, este estado perfeito entre o corpo e a mente? Como saber antecipadamente o que é melhor e nos preparar para isso?

Descobrir por onde ir e seguir, numa busca diária de novidades, é o que queremos todas as manhãs, e provavelmente você também.

Nas páginas a seguir vamos lhe dar dicas e "caminhos" para prosseguir em seu dia a dia, sempre em busca do melhor, como se fossem chaves de sucesso para a porta do seu futuro, chaves para abrir caminhos que certamente vão te ajudar a viver melhor.

É isso que queremos e juntos vamos conseguir.

Boa leitura!

Jeanne Margareth

Capítulo 1

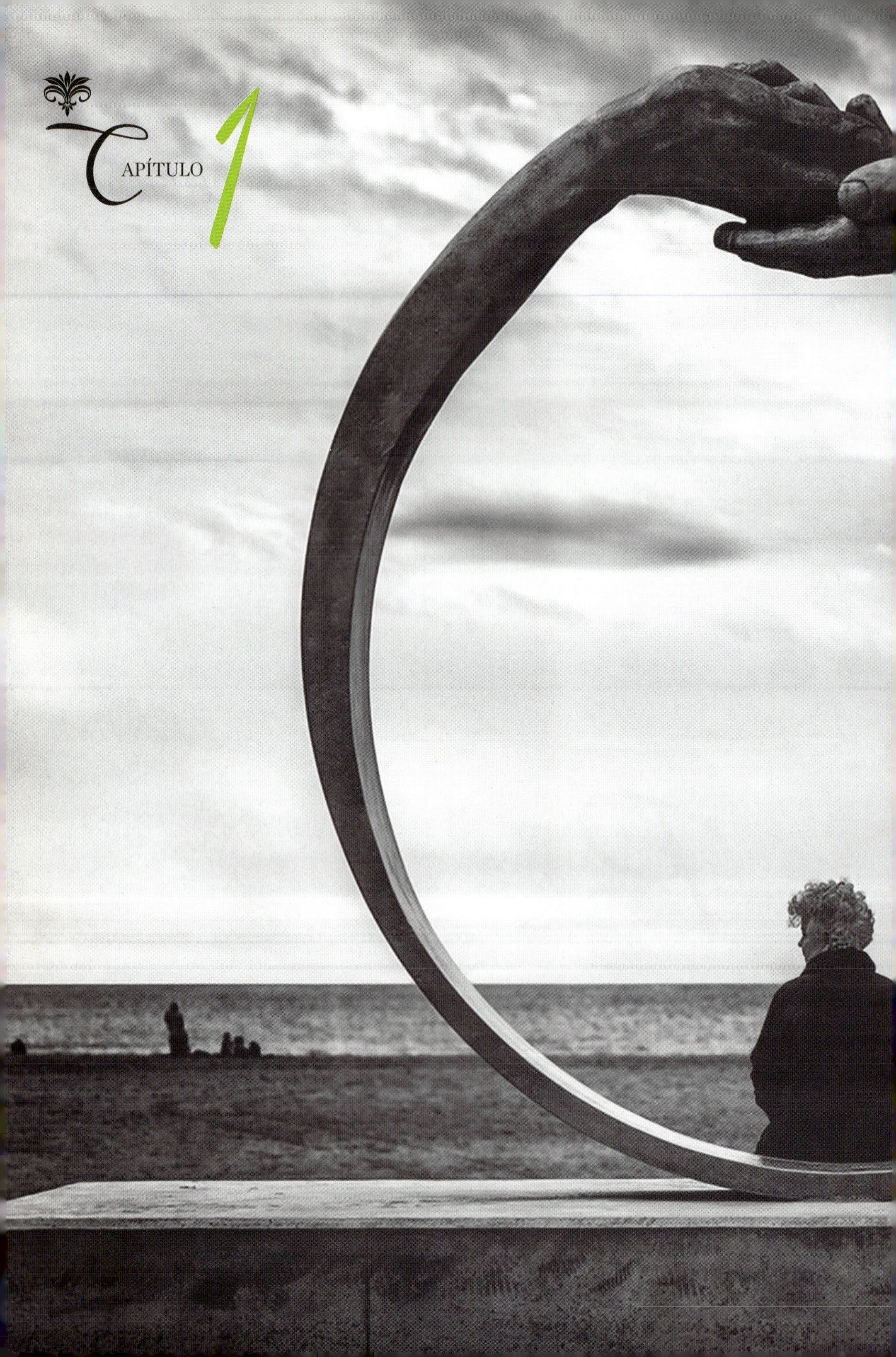

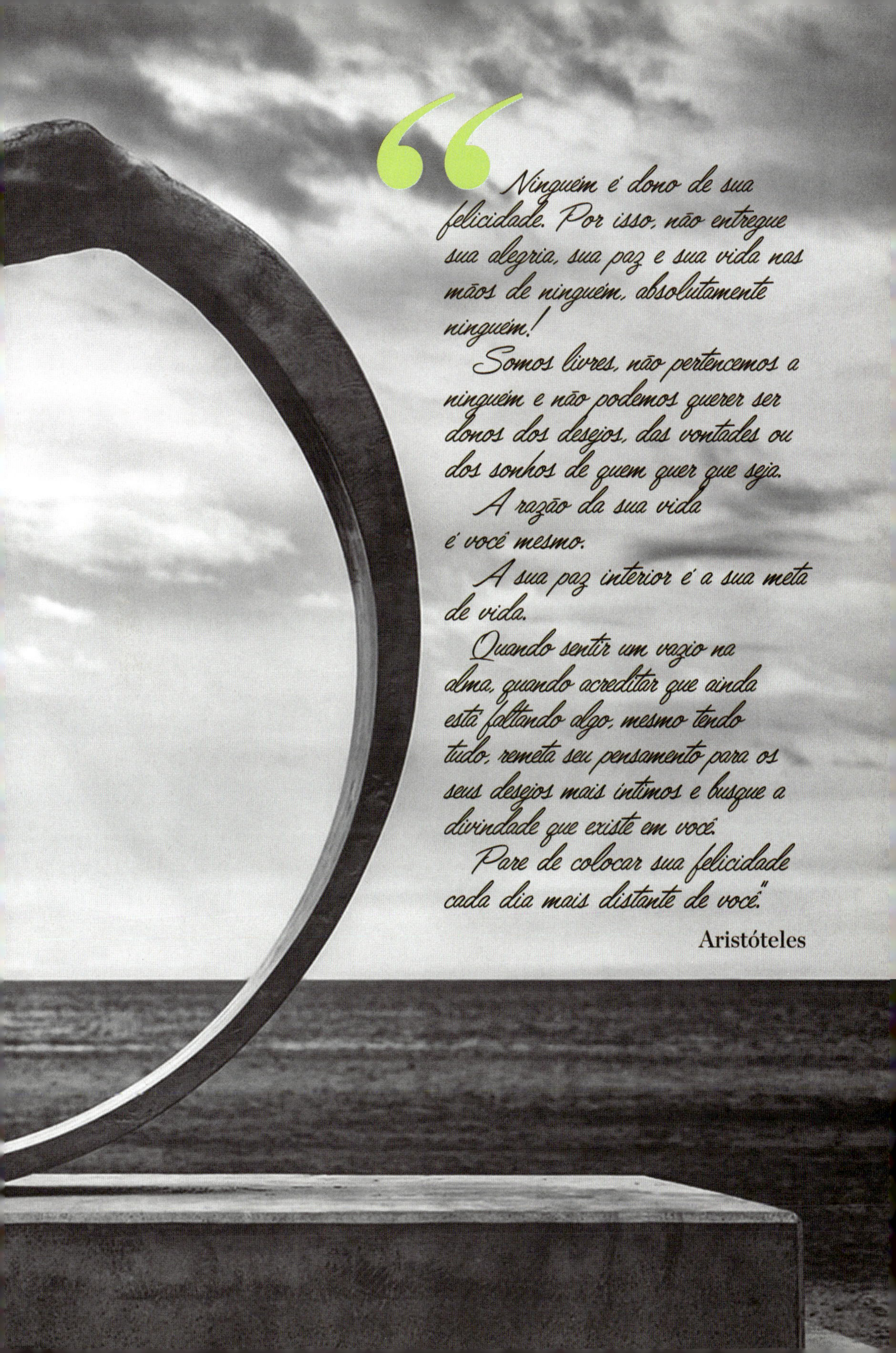

"Ninguém é dono de sua felicidade. Por isso, não entregue sua alegria, sua paz e sua vida nas mãos de ninguém, absolutamente ninguém!

Somos livres, não pertencemos a ninguém e não podemos querer ser donos dos desejos, das vontades ou dos sonhos de quem quer que seja.

A razão da sua vida é você mesmo.

A sua paz interior é a sua meta de vida.

Quando sentir um vazio na alma, quando acreditar que ainda está faltando algo, mesmo tendo tudo, remeta seu pensamento para os seus desejos mais íntimos e busque a divindade que existe em você.

Pare de colocar sua felicidade cada dia mais distante de você."

Aristóteles

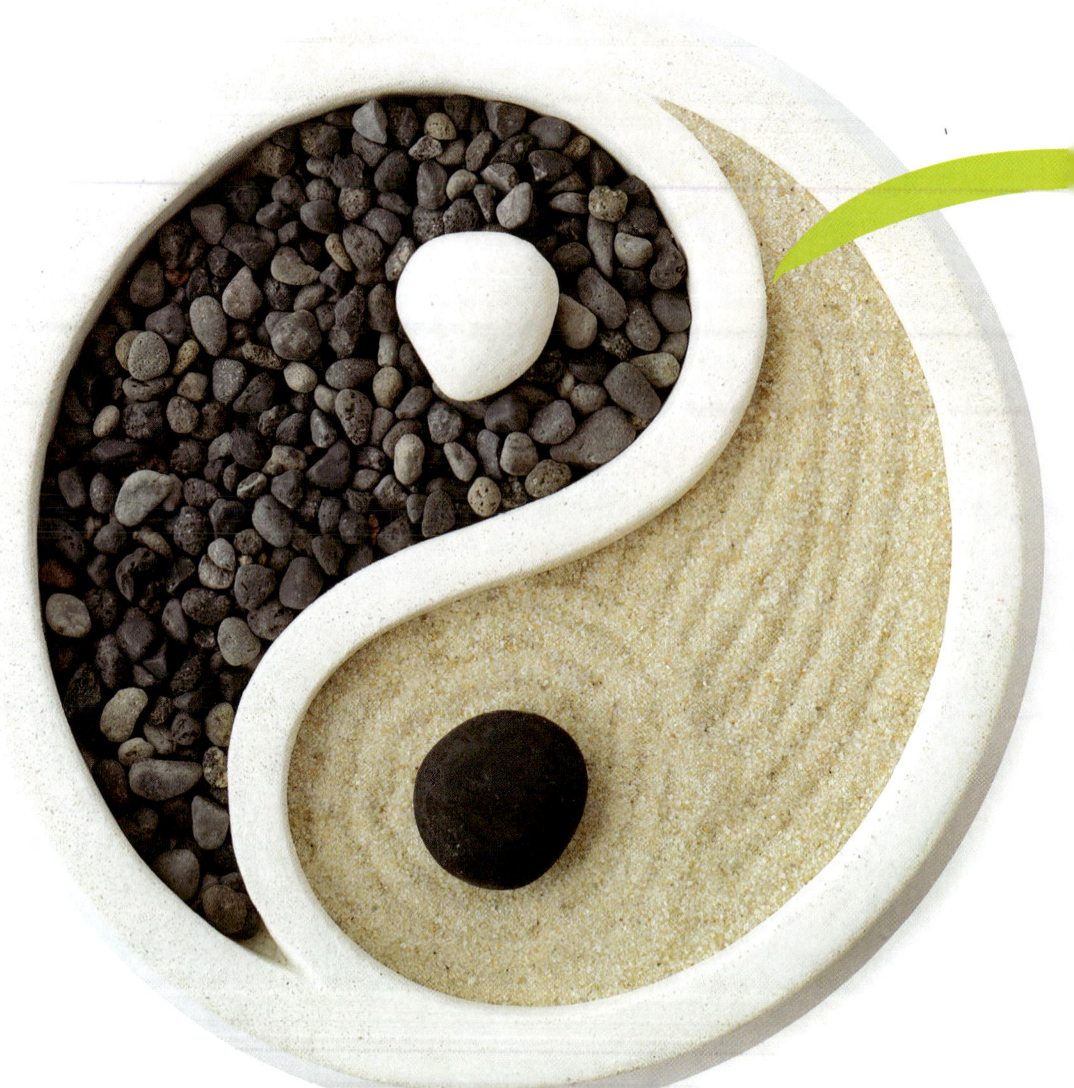

Equilíbrio
Físico e Emocional

"A vida é como andar de bicicleta. Para ter equilíbrio, você tem de se manter em movimento..."

Albert Einstein

Ou seja, encontrar o equilíbrio para se obter uma vida tranquila é uma das tarefas mais simples e ao mesmo tempo mais árduas que temos. Todos queremos a paz, o sucesso e a serenidade, muito embora bem poucos tenham condição de vivenciar isso tudo. Este é o grande sentido para que dias melhores aconteçam e para que você possa produzir, criar e ter sucesso.

Na busca deste encontro pessoal, cada um possui suas próprias estratégias testadas no dia a dia. Ou seja, não é errado dizer que a saúde mental está ligada diretamente a um modo de vida saudável e feliz, mesmo que a manutenção deste modo de vida dependa de um complexo sistema de ver e organizar o mundo à sua volta. É por isso que aliar o equilíbrio físico ao equilíbrio emocional é tão importante.

O melhor de tudo isso é que este "ajuste" está dentro de cada um de nós, cada ser humano possui um ajuste diferente e muito pessoal. É como sintonizar uma emissora de rádio na frequência correta. Então, que tal descobrir a sua?

"Tudo é impossível até acontecer."
Nelson Mandela

7 chaves para aprender a organizar sua vida e ser feliz

1 **PAZ** – Descubra SEU caminho para manter-se em paz – Saiba o que te faz feliz. A autocrítica sem uma contrapartida construtiva é contraproducente. Ou seja, não AJUDA EM NADA. Por isso, saiba o que você valoriza ou gosta de fazer. Descubra o que satisfaz suas exigências pessoais. Que tipo de pensamento traz a você um sorriso nos lábios. Por fim, relaxe o mais que conseguir e aproveite.

2 **EVITE COMPARAÇÕES** – Elas frustram qualquer pessoa. Por isso, primeiro reconheça e aceite seus pontos fortes e fracos. Reduza as exigências pessoais, seja realista consigo mesmo, não se sobrecarregue e estabeleça objetivos alcançáveis.

3 **PROCURE ENCONTRAR O SEU EQUILÍBRIO** pessoal ao lado das pessoas que ama. Família, amigos, trabalho... Lembre-se de que esta é sua base de sustentação. Foi o primeiro lugar que você conheceu ao nascer e formou todo seu pensamento e sua personalidade.

4 ESTABELEÇA OBJETIVOS REAIS – Só com metas alcançáveis você irá obter as vitórias objetivas e palpáveis com as quais tanto sonha. Nada é mais estimulante do que o sabor de uma conquista que você consegue alcançar, por menor que seja.

5 APRENDA A CONTROLAR SEUS ÂNIMOS – Fique alerta a qualquer sintoma de que as coisas não vão bem. Converse consigo mesmo e diga o que está acontecendo, se possível por escrito. Leia e tente reconhecer que, apesar de tudo, só você tem o poder de mudar qualquer coisa em sua vida.

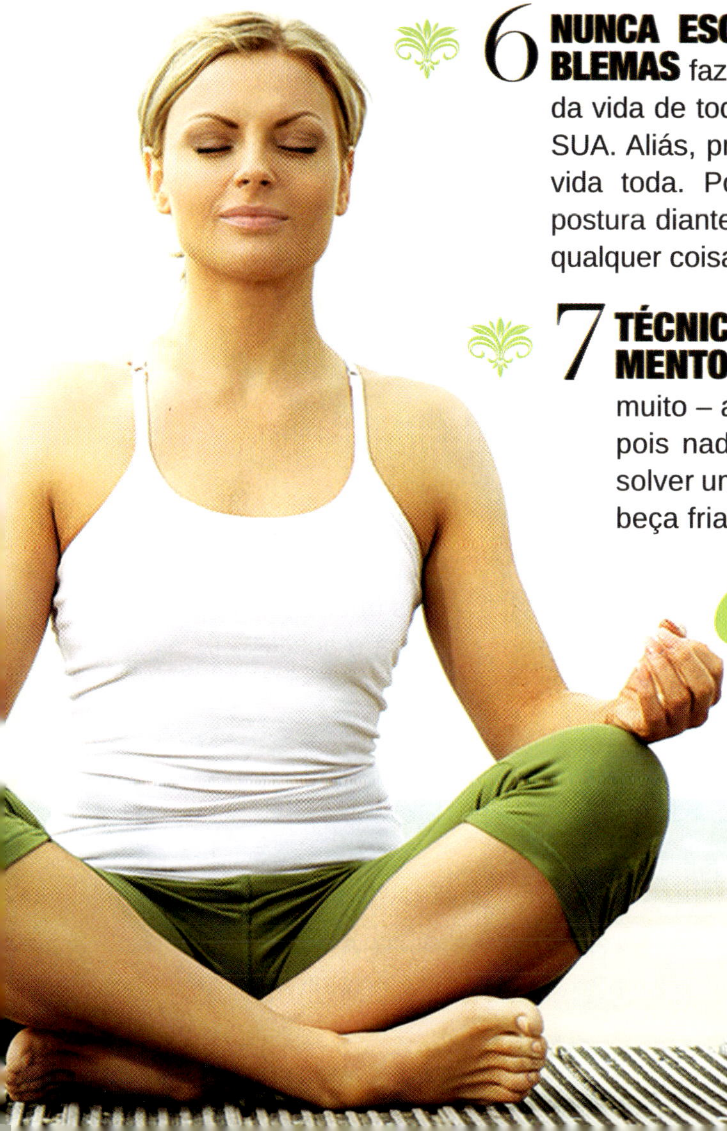

6 NUNCA ESQUEÇA QUE PROBLEMAS fazem parte do mundo e da vida de todo mundo, inclusive a SUA. Aliás, problemas haverá pela vida toda. Por isso, apenas sua postura diante deles é que mudará qualquer coisa em sua vida.

7 TÉCNICAS DE RELAXAMENTO podem ajudar – e muito – a resolver problemas, pois nada melhor do que resolver um problema com a cabeça fria.

"O segredo da felicidade está em olhar todas as maravilhas do mundo e nunca se esquecer da sua missão ou do seu objetivo."

Paulo Coelho

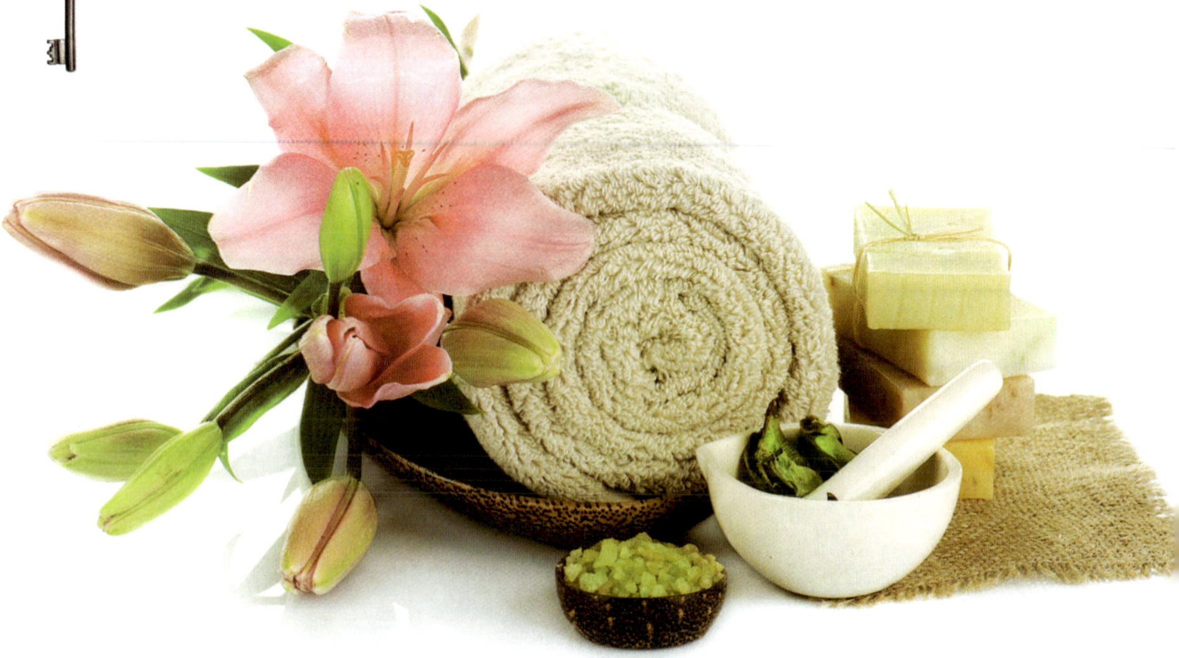

"O ponto de partida de qualquer objetivo é o seu desejo."

Autor desconhecido

Conheça algumas técnicas caseiras de relaxamento

Assista a um filme, faça um passeio no parque, pratique respiração cadenciada ou experimente sessões de acupuntura. Estas são técnicas que auxiliam – e muito – em um momento de tensão, fazendo você voltar ao eixo.

Experimente, na próxima vez que algo lhe tirar do sério, fechar os olhos e respirar calmamente. INSPIRE e EXPIRE várias vezes. Em poucos minutos você estará pronto para resolver qualquer coisa.

Controle o estresse. Mesmo sem ter como evitar, tente. Afinal, nem tudo pode ser feito na hora que você quer. Amanhã é outro dia, igual a este. As pessoas vão fazer suas coisas, o Sol vai nascer de novo e a vida segue... Lembre-se disso.

Sempre que possível, ofereça e aceite ajuda das pessoas. Lembre-se: Esse tipo de ajuda permite chegar mais longe. Partilhar esforços torna a caminhada mais leve.

Cuide dos amigos. Apoiar seus amigos em momentos de dor ou difíceis cultiva suas relações. Dialogar ajuda a resolver problemas, desde que a conversa seja amena, educada e respeitosa.

Cuide do seu sono. Tente dormir o número de horas que recarregue suas energias. A falta de sono pode afetar o sistema nervoso, prejudicando os aspectos físico e mental.

"Com organização e tempo, acha-se o segredo de fazer tudo e bem-feito."

Pitágoras

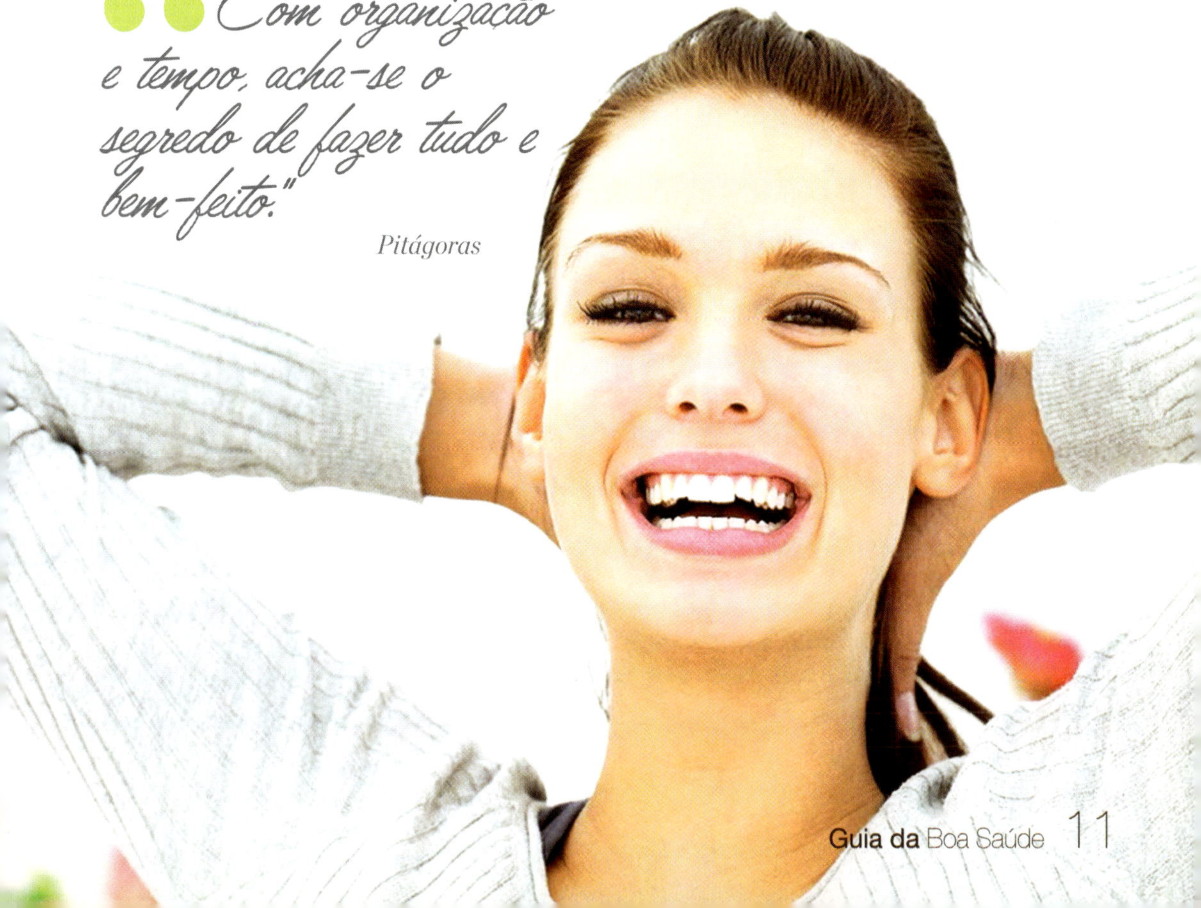

> "Se você não sabe explicar o que aprendeu de forma simples, então você não aprendeu muito bem!"
>
> Albert Einstein

A força do número

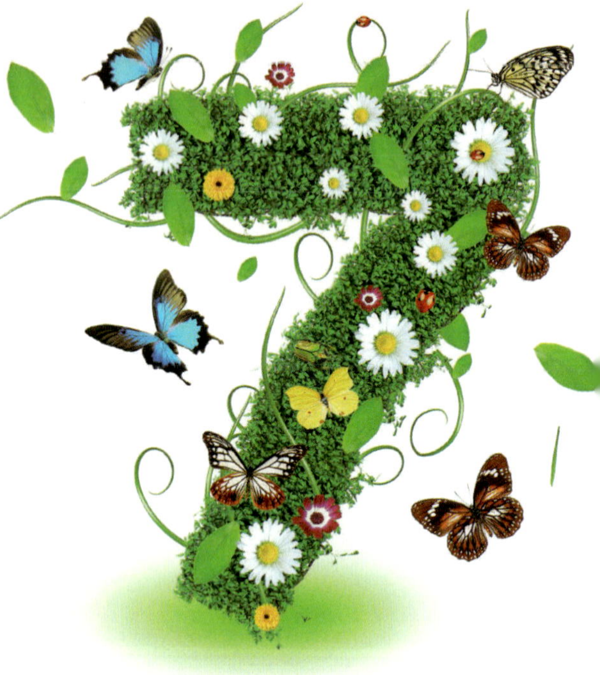

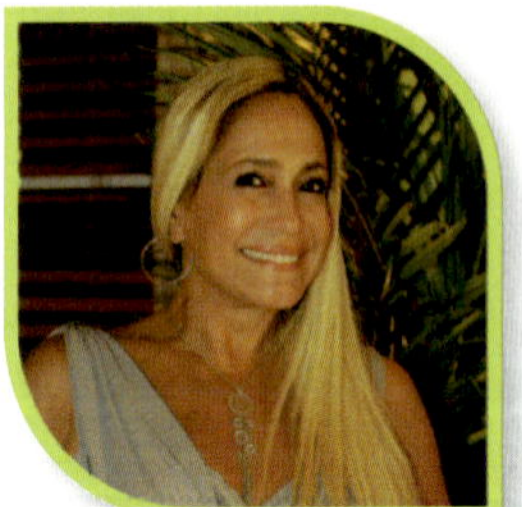

Suzana Vieira
Divulgação TV Globo/Willian Andrade

SUSANA VIEIRA

"Ser feliz é ter alto-astral e isto é um dom. Mas também é a disposição de querer ver a vida melhorar e ficar mais leve. Eu tenho este temperamento, é algo familiar. Às vezes ficamos tristes, é lógico, mas isso passa, pois temos disponibilidade para melhorar. Quero trabalhar, ser feliz e amar, acho que é isso. Estou sempre bem disposta a acertar."

Conhecido como *o número da criação*, o sete é a soma do número "3", que se refere ao céu + o número "4", que representa a Terra. Somados, terão como resultado o número "7". Ou seja: a união destes dois números é a Criação, o Ressurgimento.

Na numerologia, o número "7" é conhecido como um número de mistérios, mas ao mesmo tempo um número muito fácil de trabalhar.

Primeiro, por ser um número primo, que não se divide por outro número a não ser por ele mesmo. Também não produz números de 1 a 10 e não é produto de multiplicação de outros números. Ou seja, é isolado e especial. Por outro lado, está presente em grandes momentos da história. Desde os 7 dias da criação do mundo, os 7 dias da semana, os 7 dias do ciclo lunar, as 7 cores do arco-íris. Nossa cabeça possui 7 orifícios... e assim por diante. E não é só isso. Nossos ciclos se renovam a cada 7 anos, não é demais? É um ciclo que se encerra enquanto outro surge em seu lugar. Ou seja, é um número de características positivas e negativas:

- **POSITIVAS** – É sensato, analítico, intuitivo, diz respeito a sigilo, estudo e meditação.
- **NEGATIVAS** – Tende ao isolamento, está relacionado a pessimismo, discussões, autodomínio, descontrole, racionalidade excessiva.

- **A MISSÃO DO NÚMERO SETE:** Buscar, refletir, entender...
- **SEU PEDIDO:** Respeite a necessidade de ficar só.
- **NÚMERO 7 REPRESENTA:** A conquista.
- **SEU SÍMBOLO É:** A estrela.
- **SEU PLANETA:** Netuno.
- **SUA COR:** Violeta.
- **SEU METAL:** Prata.
- **SEU ELEMENTO:** Água.
- **SUA PEDRA:** Ametista.
- **SEU PERFUME:** Uva.

DICA: É UM NÚMERO QUE PREZA O SILÊNCIO E A QUIETUDE.

Por isso, tenha-o por perto por meio de vários elementos, como: sete notas musicais de alguma canção que você goste muito, sete flores em um vaso de casa, sete cores do arco-íris etc. São coisas que, quando você olhar para elas, o farão sempre se lembrar de algo importante e bonito de sua vida.

Atitude mental positiva!

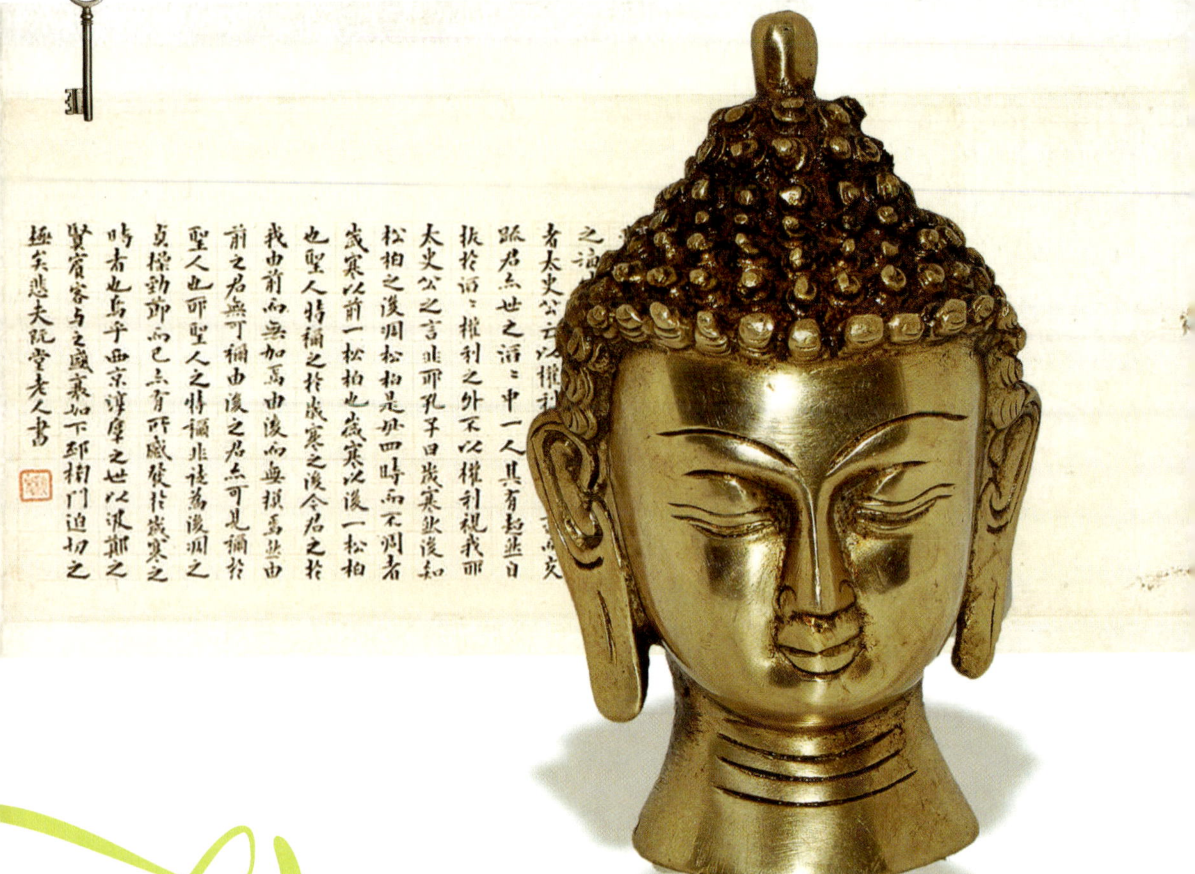

"A alma não tem segredo que o comportamento não revele."

Lao-Tsé

FIB
Felicidade Interna Bruta. Você já ouviu falar?

Ainda não? Então, vamos juntos agora conhecer um pouco da história de um país que descobriu uma nova fórmula para medir a felicidade.

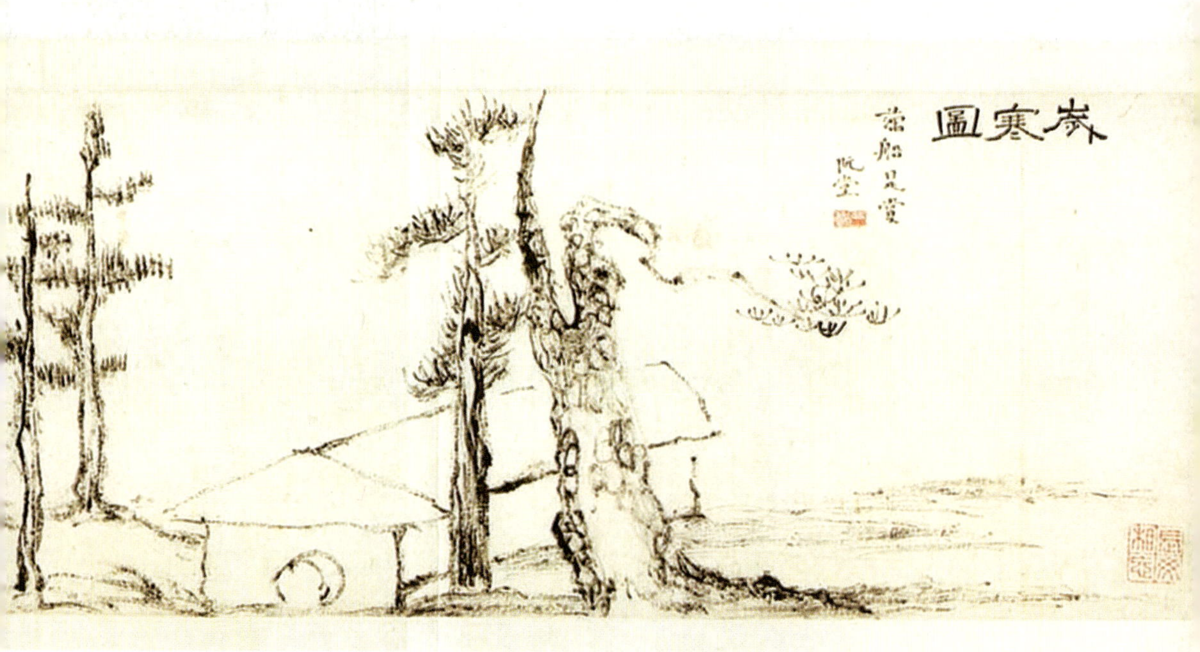

Na verdade, a ideia pela busca da “alegria do povo” teve tanta importância que virou prioridade oficial, mais ainda do que o crescimento econômico. Este lugar isolado do mundo, onde a Televisão só chegou no final de 1998, conseguiu virar de cabeça para baixo a estrutura lógica dos conceitos econômicos, trocando o dinheiro em nome do bem-estar social, baseando-se no princípio de que o verdadeiro desenvolvimento de uma sociedade humana surge quando o desenvolvimento material e espiritual caminham juntos, simultaneamente.

Assim, foi instituído um novo elemento na economia: a **FELICIDADE.**

Este país, aninhado nas montanhas do Himalaia, esmagadinho entre a China e a Índia, é o Butão. Em 1972 o seu jovem rei, Jigme Singya Wangchuck, elaborou o FIB (Felicidade Interna Bruta), um indicador desenvolvido para medir o progresso de uma comunidade ou nação. O conceito começou a atrair a atenção do mundo inteiro por integrar o desenvolvimento material e cultural das pessoas.

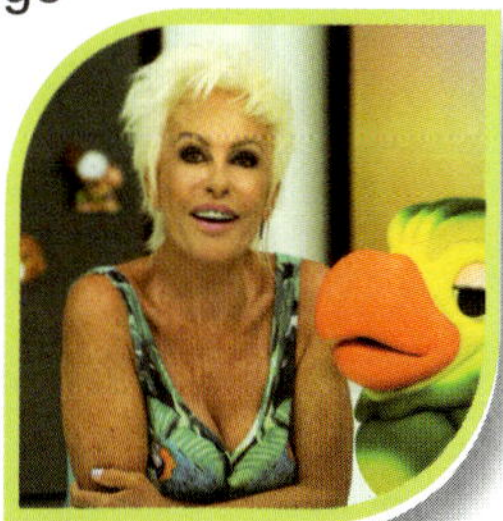

Ana Maria Braga
Divulgação/ TV Globo/Estevam Avelar

ANA MARIA BRAGA

“Ter tranquilidade na vida e querer que as coisas melhorem sempre é uma forma de ser feliz. E eu estou aberta para ser feliz.”

"A filosofia do FIB é a convicção de que o objetivo na vida não pode ser limitado à produção e consumo seguidos de mais produção e mais consumo, de que as necessidades humanas são mais do que materiais", diz Thakur S. Powdyel, diretor do Centro de Pesquisa e Desenvolvimento Educacional da Universidade Real do Butão.

Para suprir essas "necessidades não materiais" o conceito do FIB formulou quatro diretrizes:

✓ 1 **DESENVOLVIMENTO ECONÔMICO SUSTENTÁVEL**

✓ 2 **PRESERVAÇÃO DA CULTURA**

✓ 3 **CONSERVAÇÃO DO MEIO AMBIENTE**

✓ 4 **BOA GOVERNANÇA**

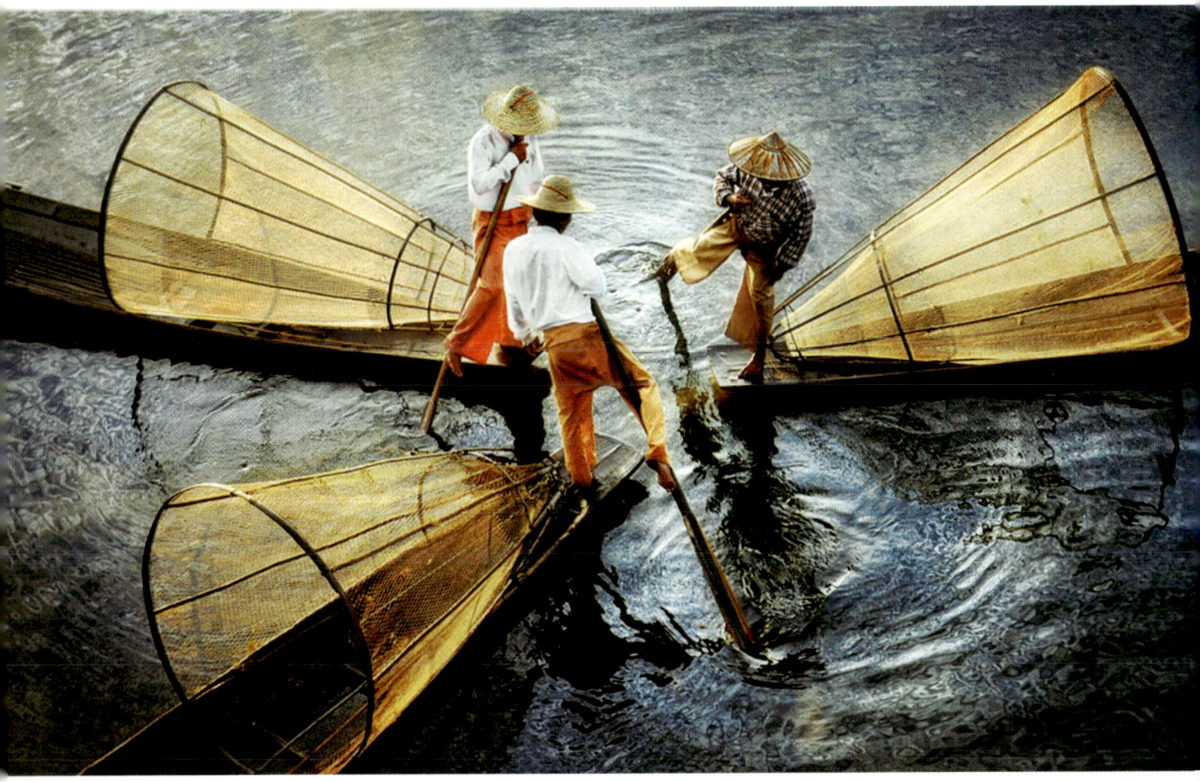

O governo real formulou estes indicadores para rastrear, avaliar e guiar o planejamento do desenvolvimento do país. E, para considerar um índice válido segundo o FIB, ele deve ter influência positiva ou negativa na felicidade.

A meta do FIB é o bem-estar, a felicidade e a satisfação por aquilo que buscamos atingir na sociedade humana.

Nos últimos anos, os indicadores de bem-estar vêm ganhando destaque no mundo e estão sendo implantados não somente no Butão, mas também em outros países do mundo: Tailândia, Canadá, Reino Unido e Austrália. No Brasil, ainda não é uma realidade concreta, mas existem pesquisas que foram aplicadas em algumas cidades onde já é feito o levantamento de alguns dados referentes ao bem-estar.

O Centro de Estudos do Butão, uma organização ligada ao governo responsável pela criação dos indicadores, estipulou nove aspectos para medir a felicidade do povo:

> "Felicidade é a certeza de que a nossa vida não está se passando inutilmente."
>
> *Érico Veríssimo*

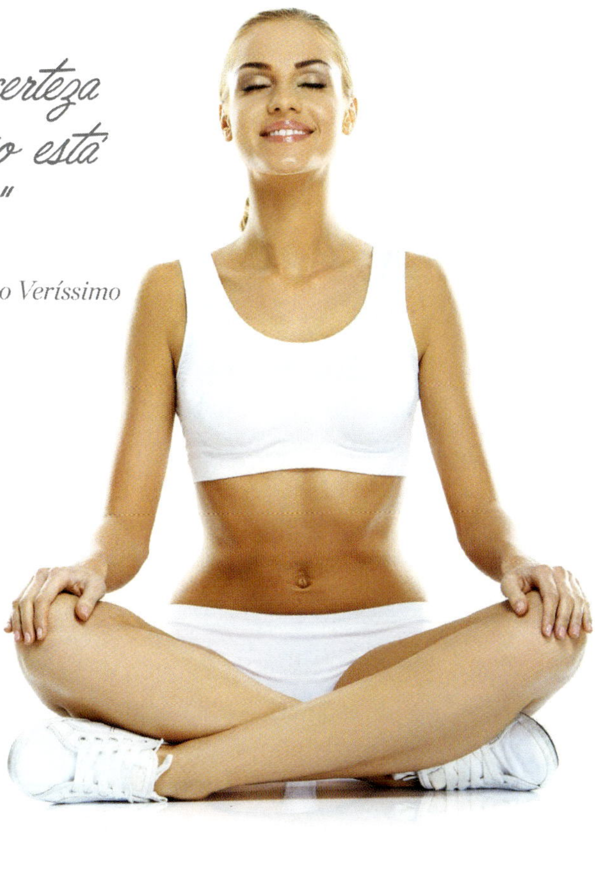

BEM-ESTAR PSICOLÓGICO

Avalia o grau de otimismo e satisfação em todos os aspectos da vida. O bem-estar psicológico inclui quantificar o número de casos segundo as taxas de emoções, tanto positivas quanto negativas. Analisam-se a autoestima, o estresse, as atividades espirituais, o desfrutar da vida, a satisfação, a autoavaliação da saúde física e mental.

USO DO TEMPO

A gestão do tempo é avaliada através do tempo gasto no trabalho, no trânsito, nas atividades educacionais etc. O uso do tempo é um dos mais significativos fatores na qualidade de vida, especialmente o tempo usado para o lazer e a socialização com a família e os amigos, pois contribui significativamente para todos os níveis de felicidade.

SAÚDE

Avalia o status de saúde da população. Mede a eficácia das políticas de saúde, com critérios como invalidez, nutrição, autoavaliação da saúde, padrões de comportamento de risco, exercícios e o sono.

> *"Saber encontrar a alegria na alegria dos outros, é o segredo da felicidade."*
>
> George Bemanos

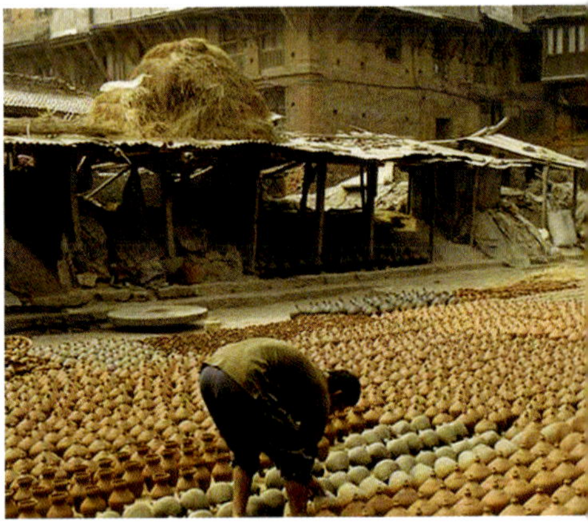

EDUCAÇÃO

A educação contribui diretamente para o conhecimento, para a criatividade, e para a construção de valores de cada ser humano. Avaliar a educação, para que se possa trabalhar em prol da meta de um bem-estar coletivo, inclui vários fatores: competências nativas, técnicas tradicionais e orgânicas de agricultura e pecuária, remédios caseiros, genealogias familiares, conhecimento sobre a cultura e história locais e educação monástica.

DIVERSIDADE E RESILIÊNCIA CULTURAL

As tradições culturais estão entre as metas fundamentais de políticas públicas do Butão. O domínio da cultura se refere a tradições locais, festivais, participação em eventos culturais, discriminação por causa de religião, raça, gênero e oportunidades de desenvolver capacidades artísticas.

BOA GOVERNANÇA

Avalia como a população percebe várias funções governamentais em termos da sua eficácia, honestidade e qualidade. Avalia a mídia, o judiciário, a segurança pública, o sistema eleitoral em termos de responsabilidade, honestidade e transparência. Mede a participação do cidadão no envolvimento com as decisões e processos políticos e o exercício de cidadania.

PADRÃO DE VIDA

Avalia a segurança financeira, o nível de dívidas, a qualidade das habitações, a renda individual e familiar que cobre o status econômico básico dos cidadãos do país.

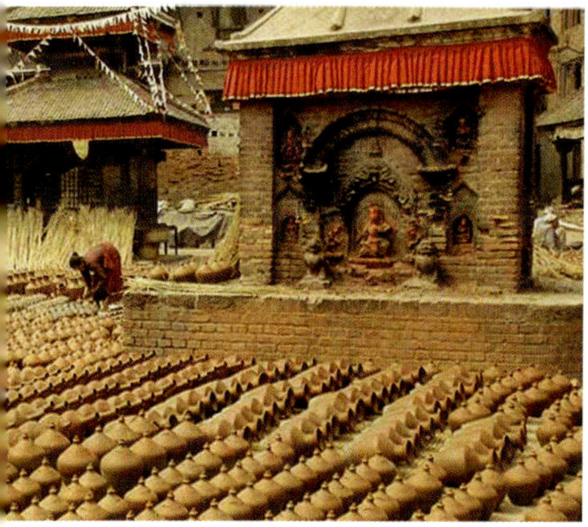

"Sofremos muito com o pouco que nos falta e gozamos pouco o muito que temos."

William Shakespeare

VITALIDADE COMUNITÁRIA

O foco é nos relacionamentos e nas interações das comunidades, examinando o nível da confiança e da segurança, a vitalidade dos relacionamentos, o exercício da prática de doação e de voluntariado. Esses indicadores possibilitam o rastreamento das mudanças.

DIVERSIDADE E RESILIÊNCIA ECOLÓGICA

Mede a percepção da população quanto à qualidade do ar, solo, água e da biodiversidade. É a totalidade de diferentes formas de vida que podemos encontrar na terra: plantas, mamíferos, insetos, aves, micro-organismos. Esses indicadores incluem o contato com as áreas verdes, o sistema de coleta de lixo etc.

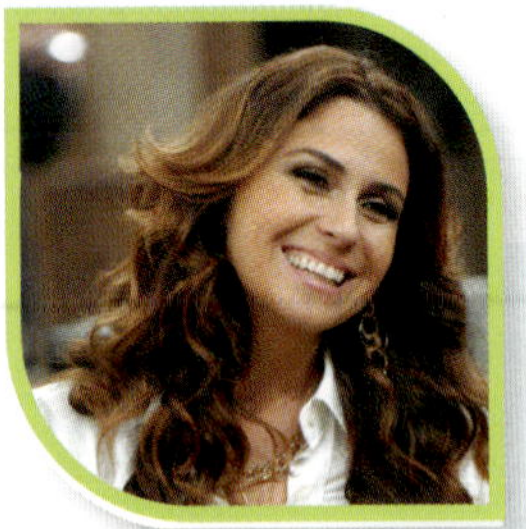

Giovanna Antonelli Divulgação/ Zé Paulo Cardeal/TV Globo

GIOVANNA ANTONELLI

"Ser feliz só vale a pena se você investir tudo para ficar 100%. Por isso não me arrependo de nada. Vivo cada segundo verdadeiramente, absorvo tudo da vida."

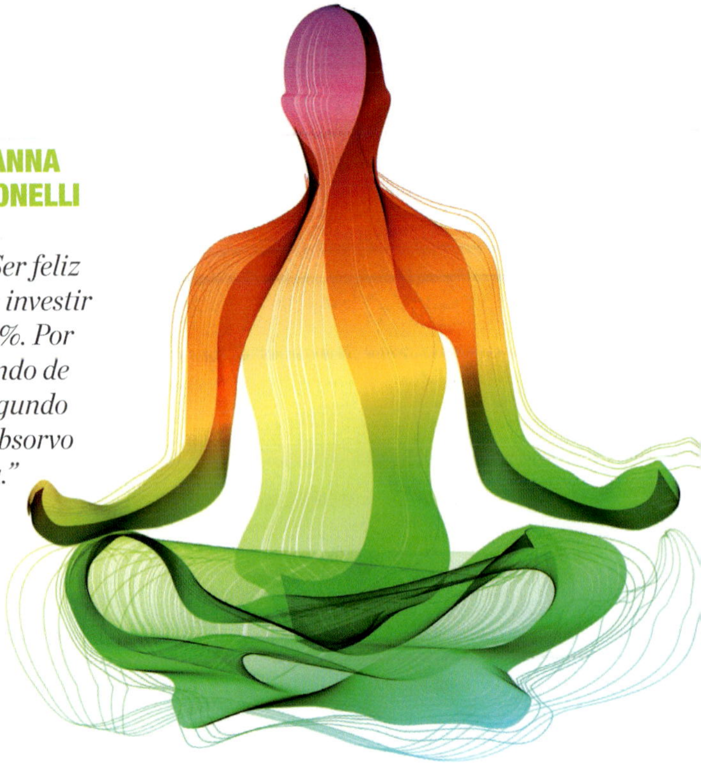

"A felicidade é uma borboleta que, sempre que perseguida, parecerá inatingível. No entanto, se você for paciente, ela pode pousar no seu ombro. Fique atenta!"

Autor desconhecido

7 chaves *para ter uma vida mais feliz*

Seja verdadeiro com você e com os outros.
Tudo o que está ligado à sinceridade tende a ser mais leve. E esta é uma das características de quem busca a felicidade.

Dê atenção ao que é autenticamente importante para você.
Isso permite que o cérebro entenda o que é estímulo: um processo cognitivo que permite ao cérebro identificar estímulos.

Enfrente seus medos.
Não se deixe vencer por seus temores. Seu medo é menos do que você, por isso desafie-o e verá que o monstro não é tão feio quanto se imagina.

Conquiste o equilíbrio.
Mantenha-se no eixo e nunca aja de forma reativa.

Saiba anular e afastar tudo o que é negativo em sua vida.
Especialmente os pensamentos negativos que interferem na vida diretamente.

Pratique o amor pelo próximo.
Mas especialmente por si próprio.

Reconheça a felicidade quando ela estiver à sua frente.
Com a experiência de vida você conseguirá distinguir as coisas que podem colaborar com a felicidade.

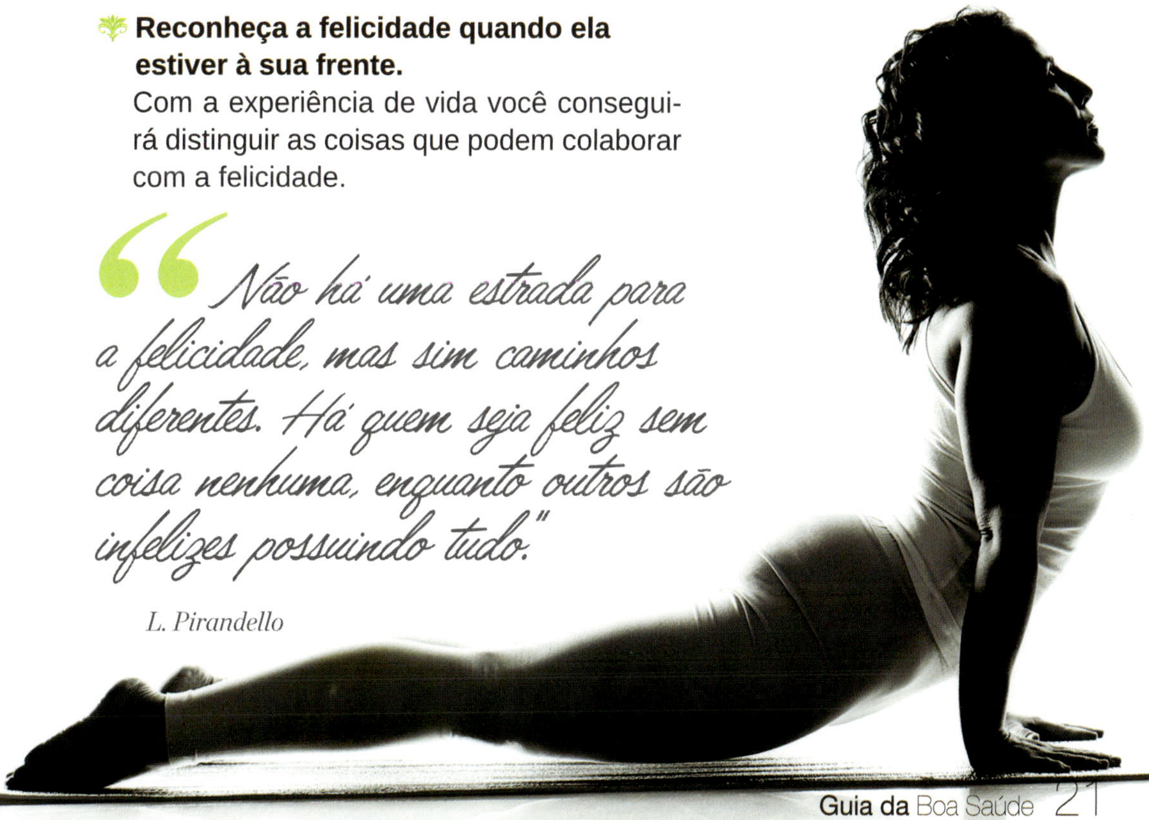

"Não há uma estrada para a felicidade, mas sim caminhos diferentes. Há quem seja feliz sem coisa nenhuma, enquanto outros são infelizes possuindo tudo."

L. Pirandello

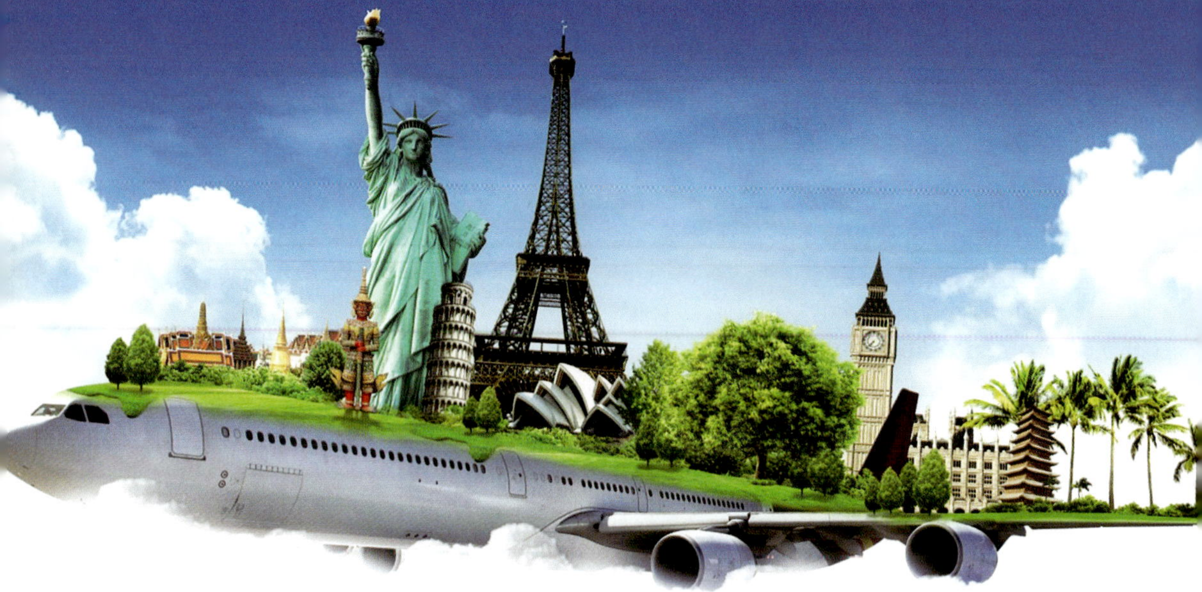

"Fique feliz com o que você tem. Mas fique animado com a chance de ter mais."

Autor desconhecido

Descubra por que viajar
torna as pessoas mais felizes do que ter bens materiais

Dizem que as pessoas com maior nível de felicidade são as mais sociáveis, que fazem amigos com facilidade e mantêm com eles laços afetivos fortes. Segundo informações de um relato do psicólogo Thomas Gilovich, viajar nos traz mais felicidade do que ter bens materiais devido ao conjunto de experiências individuais que temos quando viajamos. Seria mais fácil comprar coisas do que conseguir fazer uma viagem. Mas se você ficar sabendo que alguém comprou algo melhor, aquela sensação de

"Muito mais alegria!"

felicidade passa. Já o efeito de uma viagem fica marcado para sempre como uma experiência única e incomparável. Mesmo que alguém lhe diga que passou férias na Europa e você foi para o litoral do Brasil, isso não significa que essa pessoa estava de fato feliz e se divertindo como você.

Quando viajamos, a tendência é de nos aproximarmos mais das pessoas e isso nos deixa mais felizes. Se você fez uma viagem ao lado dos seus amigos, da sua família, com o namorado ou até mesmo sozinha, trouxe na bagagem recordações de grandes amizades, experiências que acabam conectando e aproximando a outras pessoas. O que é diferente quando compramos coisas, pois a sensação de felicidade é outra. Quando compramos algo, com o passar do tempo enjoamos, enquanto uma viagem fica para sempre na nossa memória. É possível trocar algo que compramos ou comprar outra coisa para substituir, mas dificilmente se pensa em trocar ou esquecer uma viagem.

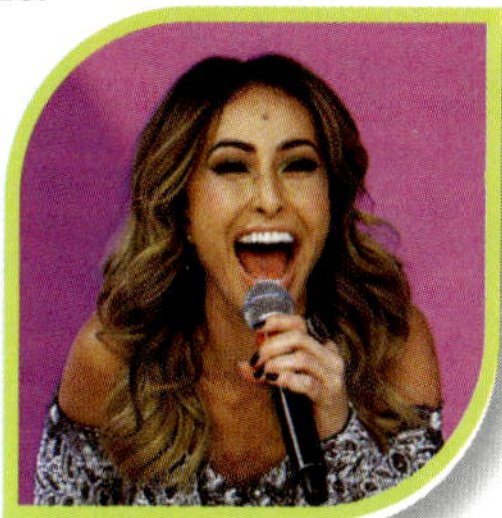

SABRINA SATO

"Nunca deixo de ser feliz. Esta é minha meta e preocupação. Por isso não fico encanada com nada e procuro fazer apenas a minha parte."

Sabrina Sato
Divulgação/ Edu Moraes/Rede Record

Contar para alguém que comprou um objeto novo não fará você se sentir tão feliz como contar tudo o que conheceu e fez em uma viagem. Mesmo que o tempo passe, sempre estará envolvido pela mesma emoção, empolgação e felicidade que sentiu antes. Sem contar que as pessoas ficarão mais felizes quando você contar as histórias de viagem do que se contar sobre algo que comprou.

Todas as suas experiências definem quem você é, muito mais do que qualquer coisa que tenha comprado. A vivência adquirida em uma viagem faz você ter mais conhecimento, pois aprendeu com hábitos de novas culturas, descobriu diferentes valores e formas de viver a vida. Isso faz você ficar mais aberto para mudanças que a vida pode oferecer, pois a mente livre consegue achar soluções mais rápidas para os problemas. Durante e depois de uma viagem você fica com uma sensação de estar recomeçando, e isso promove muita alegria.

Capítulo 2

"Não coloque objetivos longe demais de suas mãos, abrace os que estão ao seu alcance hoje.

Se anda desesperado por problemas financeiros, amorosos ou de relacionamentos familiares, busque em seu interior a resposta para acalmar-se.

Você é reflexo do que pensa diariamente.

Sorrir significa aprovar, aceitar, felicitar. Então, abra um sorriso para aprovar o mundo que quer oferecer a você o melhor.

Com um sorriso no rosto as pessoas terão as melhores impressões de você, e estará afirmando para si mesmo que está pronto para ser feliz.

Trabalhe, trabalhe muito a seu favor."

Aristóteles

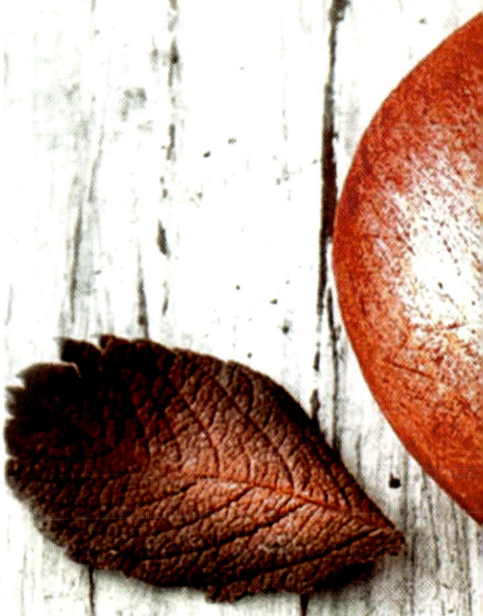

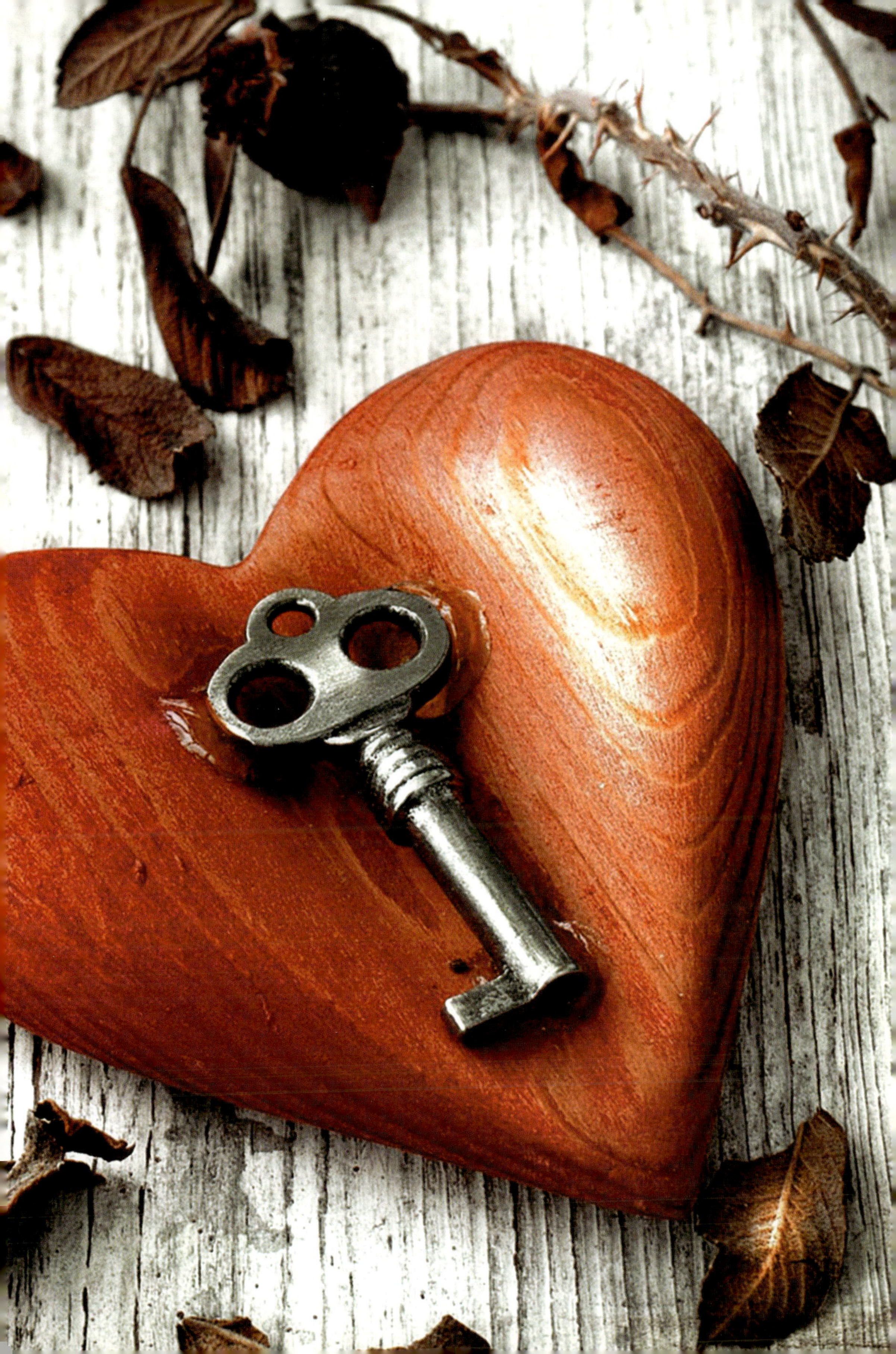

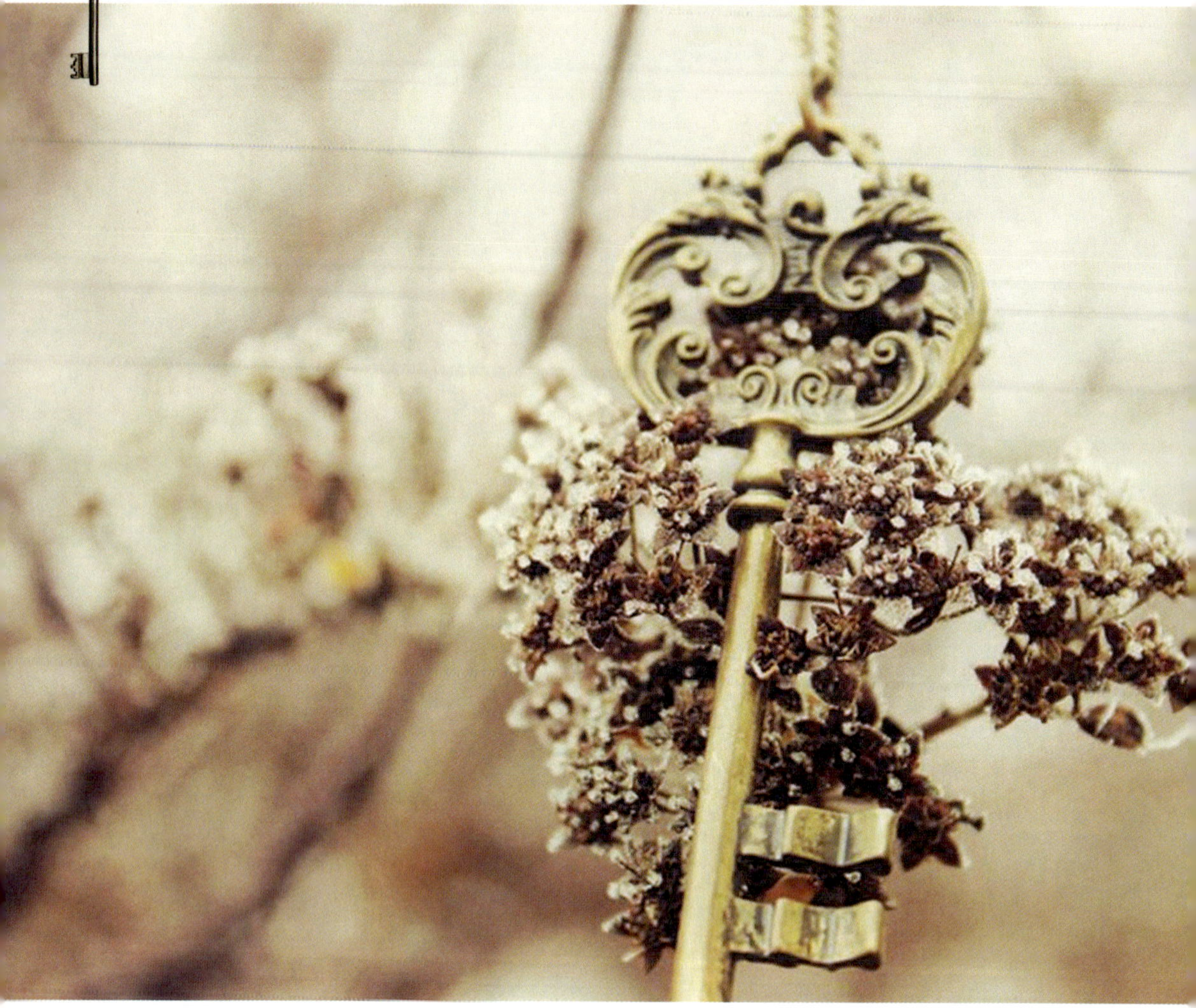

7 CHAVES *para aprender a amar mais a si mesmo*

"Você nunca se arrependerá de ser gentil."

1 **CONVERSE SEMPRE CONSIGO MESMO** – Ouvir a si próprio é um exercício pra lá de estimulante.

A) Sente-se na frente de um espelho e imagine alguém ali falando com você e te chateando. Neste momento responda, com calma e sorrindo, dizendo que não se importa. E não se importe mesmo, ou o outro virá sempre atrás de você para incomodar com o mesmo assunto.

B) Pratique este momento até acreditar que é verdade. Não permita que a imagem de perfeição de outras pessoas se manifeste em você. Se você acredita que é bonito ou se concentra no que os outros odeiam em você, saiba que é exatamente o que verá no espelho.

2 **PERDOE-SE SEMPRE** – Não se puna por coisas que tenha feito no passado. Seu erro pode ser uma grande oportunidade de aprendizado. Acalme-se! Você não tem de acertar sempre. Mas precisa saber o que faz. Não se humilhe nem se ridicularize. Se fez ou faz algo de que não se orgulha, pare e tente fazer de novo, agora de um modo mais tranquilo.

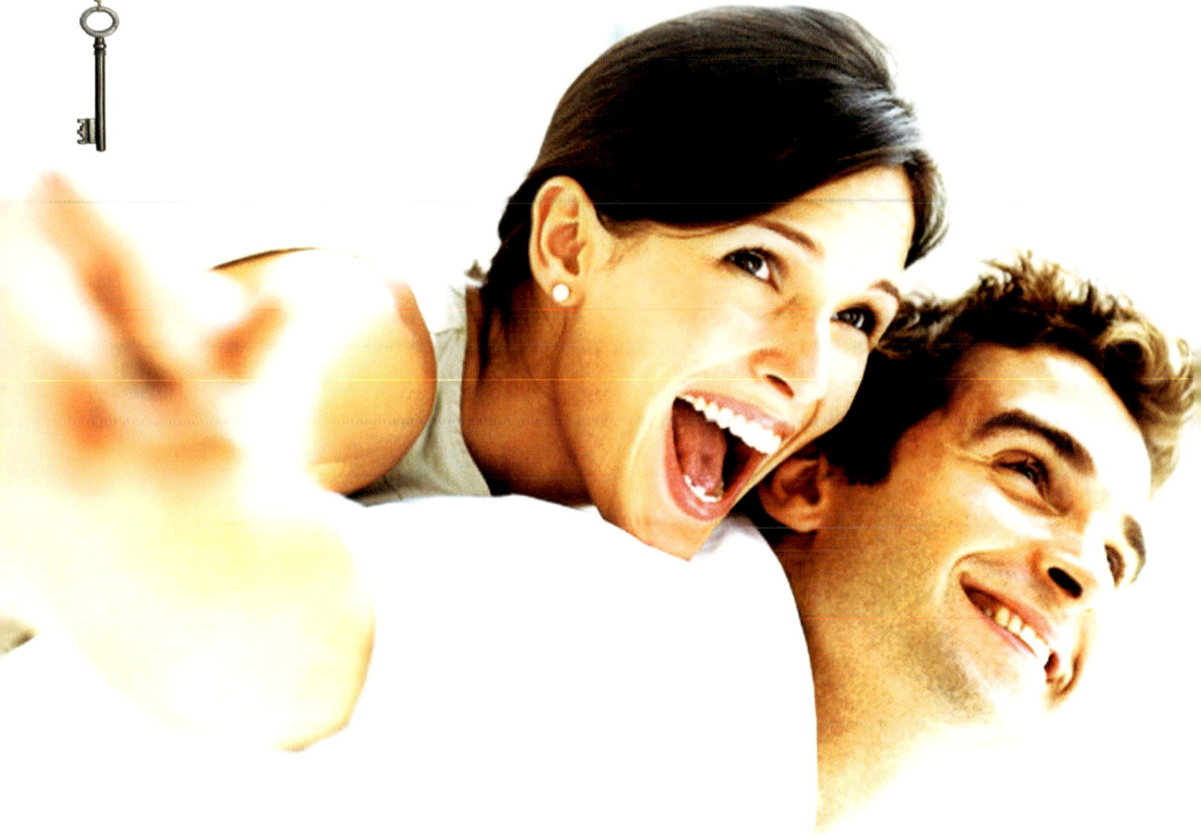

3 **DIGA A SI MESMO POR QUE ALGO ACONTECEU** – Fale em voz alta, no espelho ou escrevendo. Mas diga!

4 **DEIXE PARA TRÁS O QUE JÁ PASSOU** – Não se concentre na dor. Não se feche no sofrimento. O que já passou, passou. Esqueça as decepções e medos do futuro. Tente valorizar o que aprendeu nos desafios, perdoe a quem lhe fez mal e perdoe a si mesmo. Sabe o que é perdoar? É não se magoar, eliminar o desconforto e a dor, sentir-se leve e livre do que antes era pesado e incômodo.

5 **PRATIQUE A BONDADE** – Ter atos de gratidão consigo mesmo é muito importante para um sentimento de afago pessoal. Faça esta doação, crie oportunidades para sua felicidade poder se mostrar. Abrace uma causa em que acredite e lute por ela. Isso faz um bem danado.

6 SEJA SIMPÁTICO E CARINHOSO COM VOCÊ E COM O MUNDO – Nada é mais prazeroso do que se sentir parte de um grupo que luta pelas mesmas ideias e ideais que você.

7 SEJA POSITIVO CONSIGO MESMO – Tente trazer alegria para seu dia e levar alegria para as pessoas. Mas lembre-se de que uma outra pessoa estará em um determinado momento de sua própria vida. Trate as pessoas de seu convívio com respeito, para que seja tratado da mesma forma. É no caminho da alegria do outro que está o caminho da sua própria alegria. Seja grato! AME-SE! Deixe recadinhos gentis para você mesmo nas gavetas e locais estratégicos. Aprenda a admirar-se, faça declarações positivas para si mesmo.

“Abrace uma causa e lute por ela!”

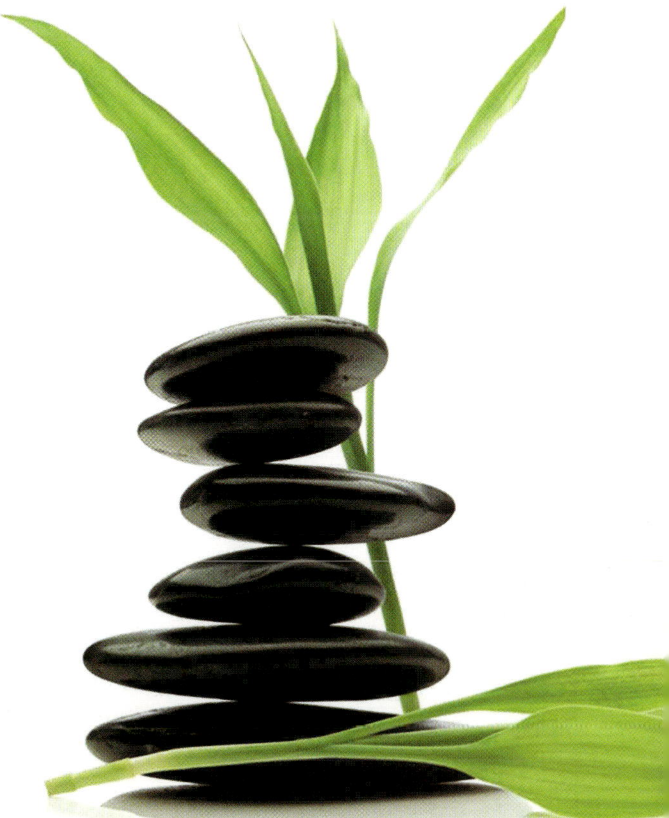

“A amizade consegue ser tão complexa – é ao mesmo tempo a alimentação dos fracos e o reino dos fortes.”

AS 7 CHAVES De Bem Estar

Tenha Sucesso!

Mas o que é sucesso?

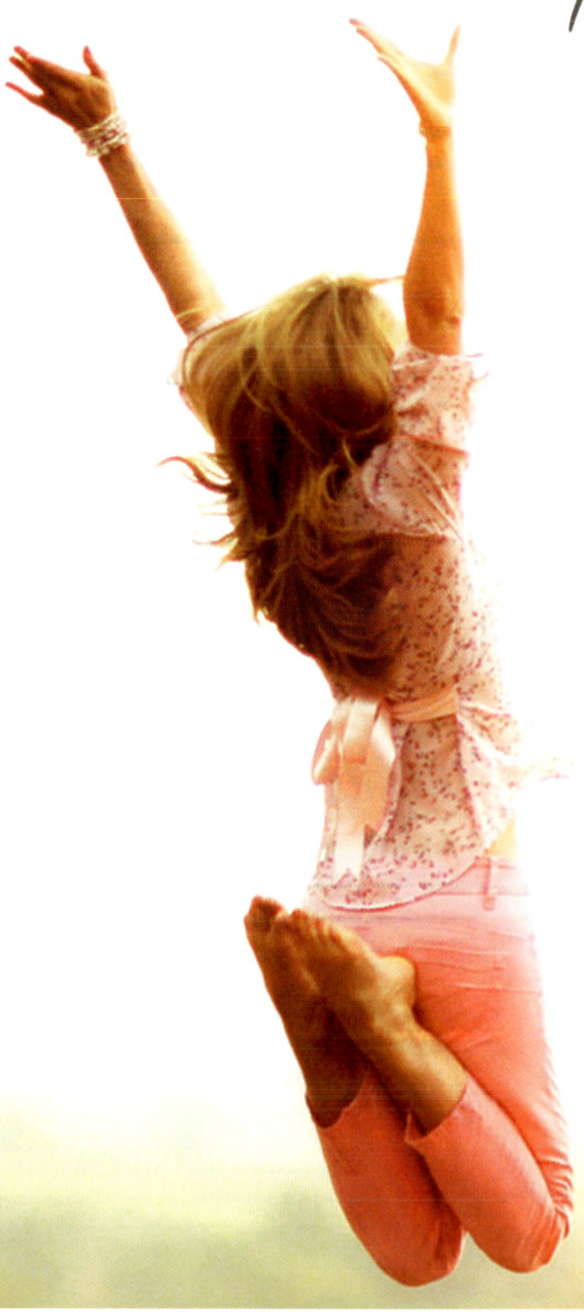

"Rir muito e com frequência? Ganhar o respeito de pessoas inteligentes e o afeto das crianças? Merecer a consideração de críticos honestos e suportar a traição de falsos amigos? Apreciar a beleza, encontrar o melhor nos outros, deixar o mundo um pouco melhor – seja por uma saudável criança, um canteiro de jardim ou uma redimida condição social –, saber que ao menos uma vida respirou mais fácil porque você viveu! Isso sim é ter sucesso!"

Ralph Waldo Emerson

"A vida começa todos os dias."

Autor desconhecido

7 chaves para ter sucesso em sua vida!

Pare de adiar as coisas

Deixar para depois, enrolar, postergar não é uma atitude que vai te ajudar se quiser ter sucesso. Até porque o sucesso não pode esperar. Lembre-se disso.

Não tenha receio de ser julgado

Este receio bloqueia sua criatividade e mina sua autoconfiança.

Lembre-se sempre de que você só irá acertar se tentar, e que não adianta ter medo de errar

O medo de errar paralisa, não te deixa seguir adiante. Se errar, tente novamente de outra forma, procure melhorar para consertar o erro. Isso é viver, crescer, melhorar a partir das próprias experiências.

Esqueça as palavras negativas

Para ter sucesso, é preciso evitar o uso de termos que estejam carregados de carga emocional negativa, seja por pessoas, locais, ideias e objetos.

"Na plenitude da felicidade, cada dia é uma vida inteira."

J. Goethe

Afaste-se de reclamações e de clima ruim

A atmosfera de um local é determinante para que as coisas aconteçam, tanto para o bem quanto para o mal. Este tipo de atmosfera sabota a sua energia.

Deixe de ser duro com você

Sua resistência à mudança só vai continuar atrapalhando tudo à sua volta. Saia deste estado e mude as coisas ao seu redor.

Pare de se desculpar

Para ter o sucesso que é seu e está a seu alcance, a mudança tem de partir de você. É você quem deve abrir a porta para ele entrar. Então, esqueça as velhas e recorrentes desculpas. Estas você já conhece todas e não combinam com a nova vida que você quer levar. Seu trabalho, seus sonhos... este é o momento de fazer cada um acontecer. Mas lembre-se, só depende de VOCÊ!

"É você quem deve abrir a porta para o sucesso entrar."

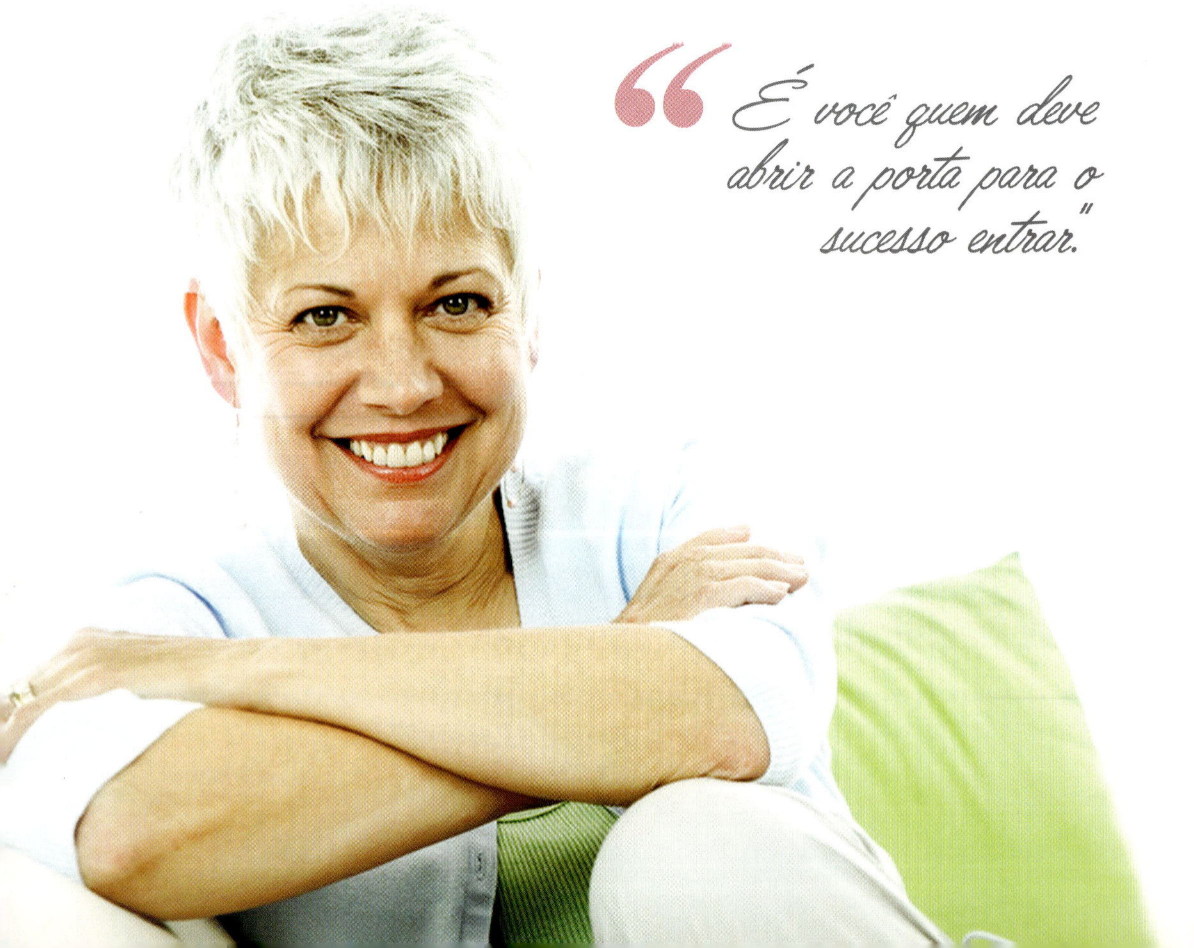

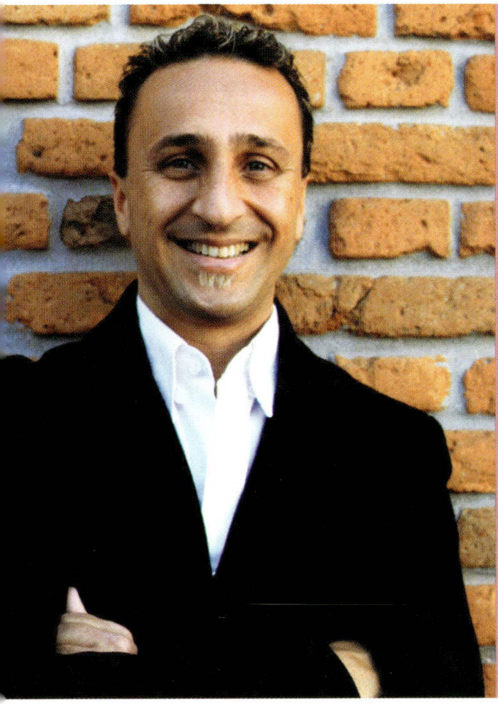

Mudando a vida *para ser feliz*

Conheça a história de Giba Rizzo, que mudou sua vida para multiplicar o sucesso ao seu redor. Um homem comum que virou palhaço e encontrou no sorriso uma forma de viver!

Giba Rizzo
Divulgação – Acervo pessoal

Quem o vê hoje como o diretor da Rizzo Produções nem de longe supõe o caminho percorrido por Giba Rizzo para chegar até aqui. Mas o que realmente o impulsionou? Qual o fator determinante para esta mudança? É o que você vai saber agora. No início, como gerente de empresa do ramo de automação comercial e financeiro, trabalhando no setor de exportação e importação, ele vivia estressado e envolvido com a vida corporativa de prazos e documentos.

Até que um belo dia acordou com vontade de mudanças e uma ideia na cabeça que o levou a inúmeras reflexões. Passou por dúvidas e questionamentos. Foram anos organizando as ideias, até ser surpreendido por uma estafa que o levou a perceber que era hora de parar e se dedicar a ser feliz. Tirou licença do trabalho, refletiu, mesmo sem saber ao certo por onde ir. Foi convidado para um *workshop* de palhaços, onde viu sua vida renascer. Era chegada a hora de trocar a gravata pelo nariz vermelho.

"Decidi fazer um curso de *clown* e descobri o que procurava! Lembro que saí do primeiro dia de aula pela rua sentindo tudo à minha volta virar mágica." — conta ele.

Hoje, como *clown*, improvisador e ator, é um nome atuante e feliz no meio empresarial, além de atuar como diretor artístico da Cia. e Associação Amigos do Nariz Vermelho.

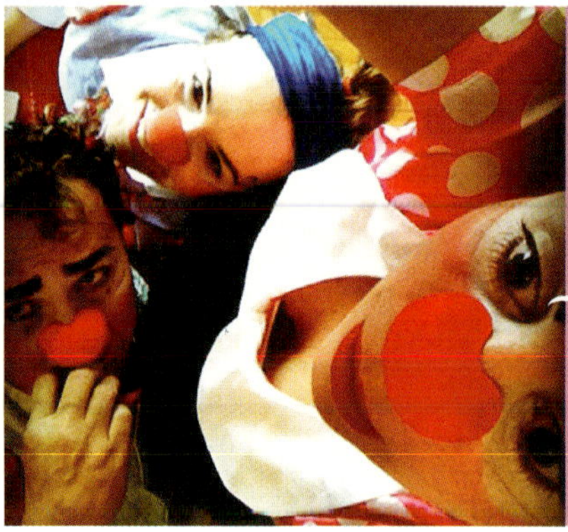

O nascimento de Osório

Buscando aprimorar esta escolha profissional, Giba Rizzo investiu e fez cursos profissionais, como o de Marcio Ballas, Ricardo Behrens (Argentina), Mariana Muniz, Hillary Chaplain (EUA), entre outros.

Deixou Osório, seu personagem, criar vida e tomar conta de seus dias com o projeto "Um sorriso enquanto espera", no Hospital das Clínicas, há sete anos.

Aliás, Osório é o *clown* e um dos personagens de Giba que mais atraem as crianças. Por seu espírito ingênuo, crítico e romântico, acredita nas pessoas. Mas outros personagens fazem parte da vida de Giba, como Uóshiton, Cleber, Mano e vovô Lupércio.

Especializado em *role playing*, simulação de negociação entre *trainees* e atores, hoje ministra cursos e palestras, encontrando a felicidade com a paz de fazer o que gosta.

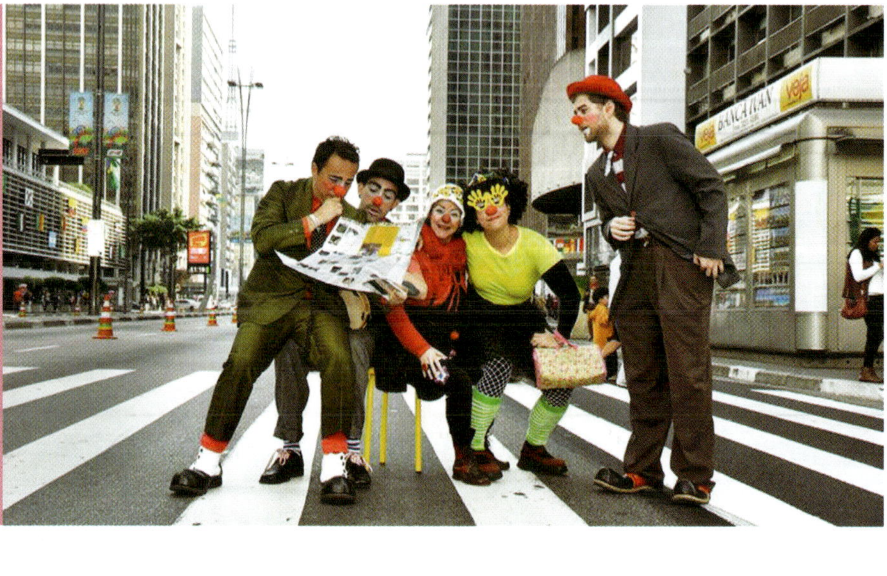

Entrevista

Sete chaves: O que é preciso para ser feliz?
Viver com mais leveza.

SC: O que é felicidade para você?
São momentos que devemos deixar sempre à mostra, enquanto caminhamos pela vida.

SC: Você sempre foi engraçado e divertido? Como era sua vida antes de fazer o trabalho que executa como *clown*?
Desde pequeno já gostava de cantar com a enceradeira da minha mãe, e, quando cheguei na escola, a professora dizia para minha mãe: "Adoro seu filho, mas ele tira a concentração de toda a sala".

SC: A premissa que diz "dar é um remédio ótimo para qualquer problema" é verdadeira?
Penso que "dar" em primeiro lugar é pra você mesmo. Só assim conseguimos entender o que estamos dando e recebendo.

SC: O que você recomenda para alguém ser feliz?
Não se cobre tanto...

SC: Quem é Giba Rizzo?
Giba Rizzo é palhaço, improvisador e ator. É apaixonado pela vida, adora a natureza, adora doces. Autodidata, romântico, manda flores pra namorada. Neto de Italiano, evita prejulgar as pessoas. Erra, acerta... Mas adora quando alguém faz algo para ele. Exemplo: doce... rsrs.

SC: Apresente sua trupe.
Nosso grupo...
Giba Rizzo, Palhaço Osório • **Adriana**, Palhaça Margarida • **Leticia**, Palhaça Xerafina • **Ana Paula**, Palhaça Lady Diet • **Priscila Gorestein**, Palhaça Baguete • **Pedro Fontana**, Palhaço Sizu.

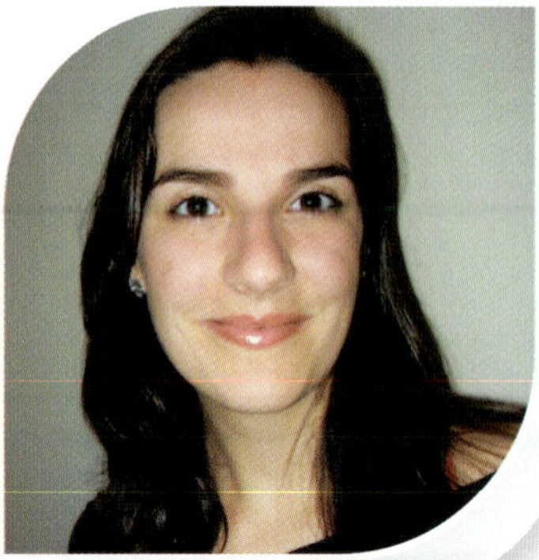

Foto : Divulgação – Acervo pessoal

Dicas para alimentar-se bem

Maristela Bassi Strufaldi
Nutricionista / CRN 317123
Clínica Mena Barreto – www.clinicamenabarreto.com.br

Dicas:

- Beba muita água. O corpo possui 75% de água, que ajuda todo o sistema do corpo humano, em especial os rins, que eliminam as toxinas.
- Viva a vida com tranquilidade. Não seja refém da alimentação.
- Coma muitas frutas, vegetais, legumes. São alimentos liberados para você, por serem ricos em fibras, minerais, vitaminas e carboidratos.
- Diminua as porções do que consome pela metade. Tudo o que você come pode ser dividido. Não alimente seu corpo mais do que ele realmente necessita.
- Vá mudando sua alimentação devagar... Toda readaptação necessita de um tempo para acontecer.
- Controle também o sal e o açúcar.
- Tente gastar muita energia. Busque um esporte que te traga alegria. Estando feliz, tudo acaba acontecendo melhor, mais leve e gostoso.
- Procure ser feliz e tranquilo. Para isso, apenas sorria mais e faça o que te deixa leve.
- Dê um presente a você mesmo todos os dias. Afinal, ninguém mais do que você merece isso.

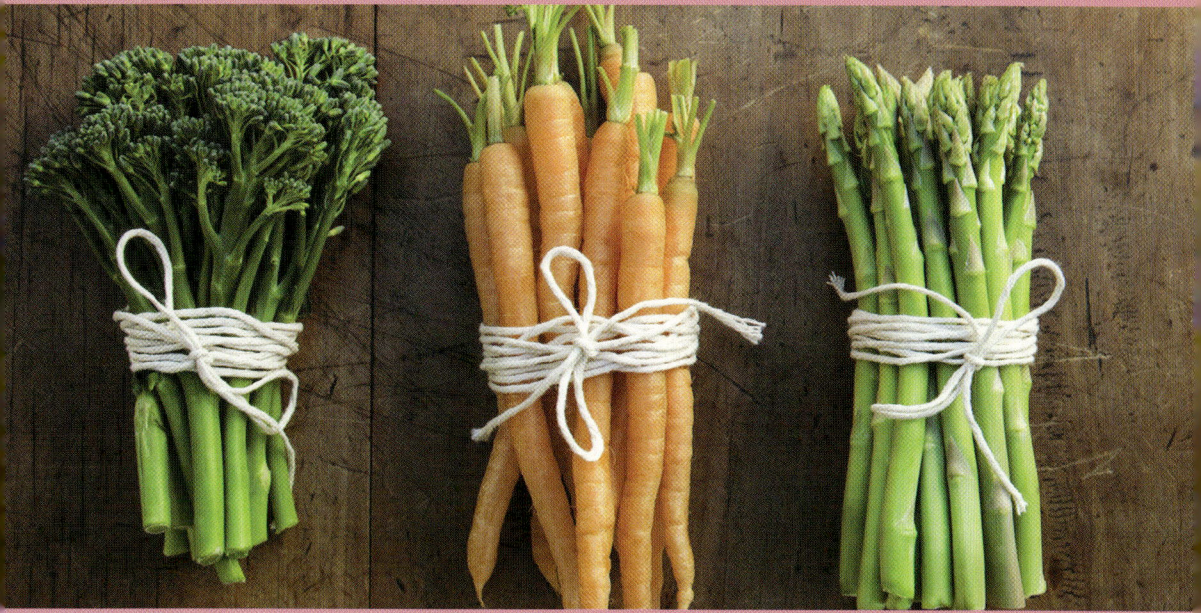

Dieta rica
em felicidade. Vai encarar?

Quem já não sonhou em acordar todos os dias bem-humorado, disposto, feliz, motivado, cheio de energia e alegre? Que maravilha! Basta você dar uma forcinha para tornar o sonho realidade, fazendo mudanças de hábito. O prazer de uma comida não está apenas em seu sabor. Comprovadamente, há alimentos que nos deixam mais felizes porque possuem propriedades capazes de provocar sensação de bom humor, tranquilidade e bem-estar.

Esses alimentos possibilitam um aumento na produção de neurotransmissores (serotonina) responsáveis pela comunicação entre as células nervosas e por criar essas sensações. Os nutrientes que trazem bom humor são carboidratos, ácido fólico, potássio, vitamina C, vitaminas do complexo B, cálcio, magnésio, selênio, ácido graxo e aminoácido triptofano. Para ter eficácia não basta consumir alimentos que tenham essas substâncias. Os efeitos só serão obtidos quando o consumo for frequente, equilibrado, respeitando-se as quantidades para manter seu corpo saudável.

Escolhendo os alimentos certos você vai turbinar a sua felicidade. Não custa tentar... Experimente!

Alimentos da felicidade

para espantar de vez a tristeza

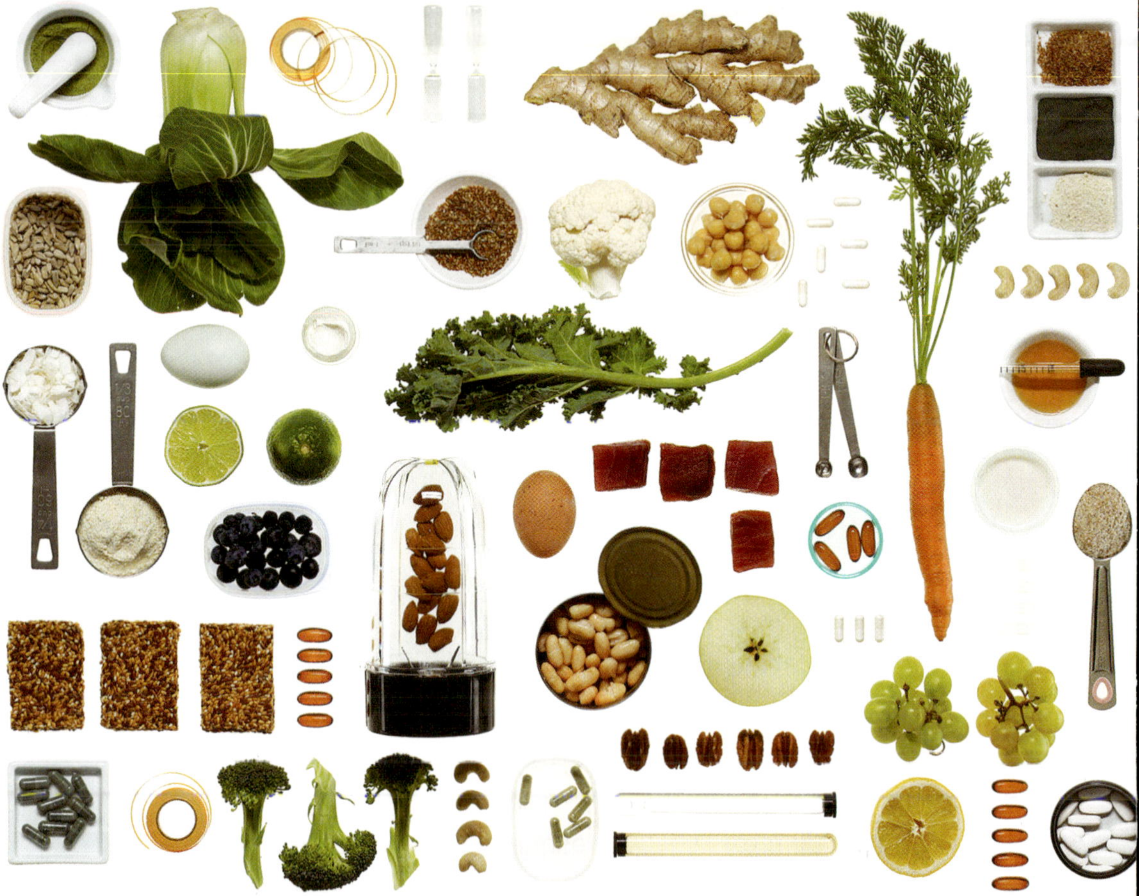

Receitas espetaculareS

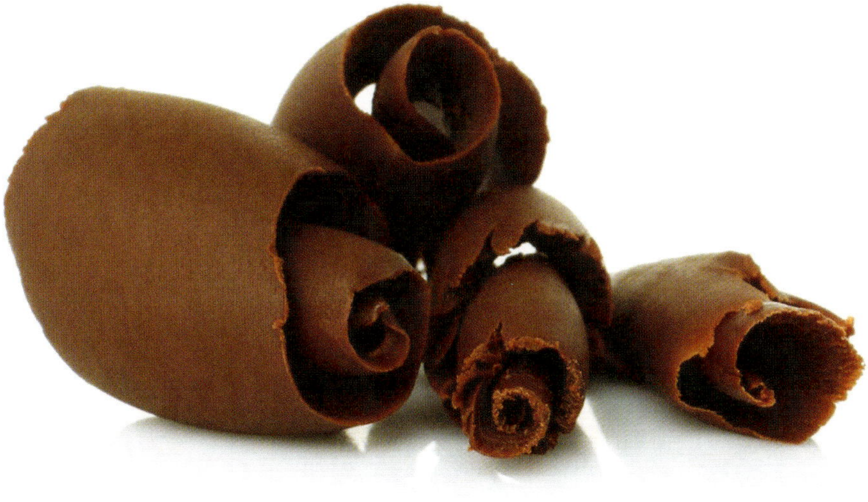

Chocolate

Chocolate é conhecido como fonte da felicidade. Além do seu maravilhoso sabor, possui teobromina, um alcaloide da família da cafeína e do magnésio que é um aliado do bom humor. Ajuda as mulheres a melhorar o humor na TPM – Tensão Pré-Menstrual –, pois reduz a irritação durante esse período. E não esqueça! Quanto mais escuro o chocolate, melhor, pois contém mais cacau, que é mais saudável.

Chocolate Quente Glamour

Ingredientes

- 1 xícara (chá) de leite
- 1 colher (sopa) de mel
- ½ colher (café) de amido de milho
- 1 tablete de chocolate ao leite para decoração e granulado
- 2 colheres (sopa) de chocolate em pó

Modo de preparo

Leve o leite ao fogo, deixe esquentar e reserve. Em uma caneca, misture o amido em um pouco do leite até dissolver. Leve o leite com o amido ao fogo. Assim que o leite estiver fervendo, adicione à mistura o chocolate e o restante dos ingredientes. Mexa bem até engrossar um pouco e sirva com chocolates decorando.

Banana *canoa*

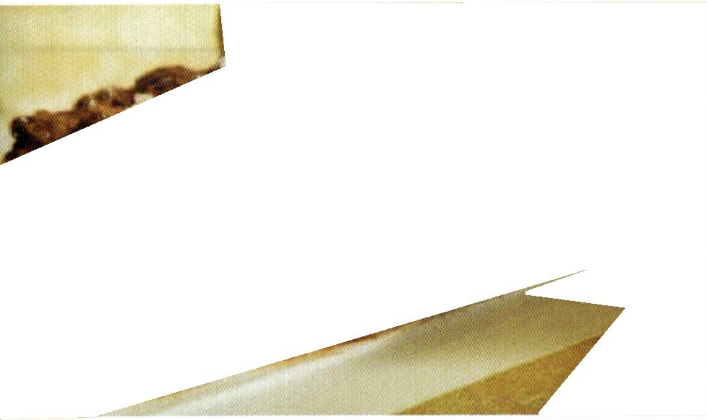

Ingredientes

- 6 bananas-prata
- 12 colheres (sopa) de pasta de avelã com chocolate
- ½ xícara (chá) de avelã picada grosseiramente
- Papel-alumínio para embrulhar a banana

Modo de preparo

Sem retirar a casca, corte o miolo da banana no sentido do comprimento, de ponta a ponta, sem chegar ao fundo, como se fizesse um “bolso”. Em cada banana, coloque uma colher da pasta de chocolate com avelã.

Embrulhe cada banana e coloque na grelha. Deixe por 15 minutos ou até que fiquem bem macias. Retire da grelha, desembrulhe e sirva. É uma delícia! Pode acompanhar com sorvete.

Pão de chocolate *sem farinha de trigo*

Ingredientes

- 1 xícara (chá) de chocolate em pedacinhos
- 1 colher (sopa) de iogurte desnatado
- 1 clara de ovo
- 2 colheres (sopa) de farelo de aveia
- 1 colher (café) de fermento em pó

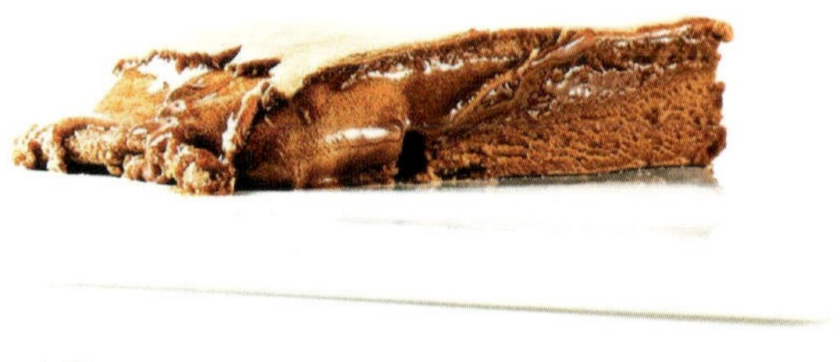

Modo de preparo

Em uma tigela, misture todos os ingredientes. Coloque em uma forma adequada para micro-ondas (cerâmica/vidro) e deixe assar por 2 ou 3 minutos, em temperatura máxima. Coloque o recheio de sua preferência e sirva.

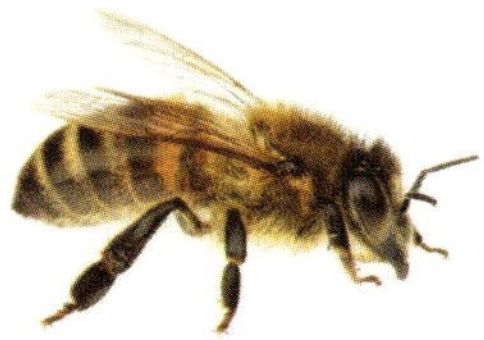

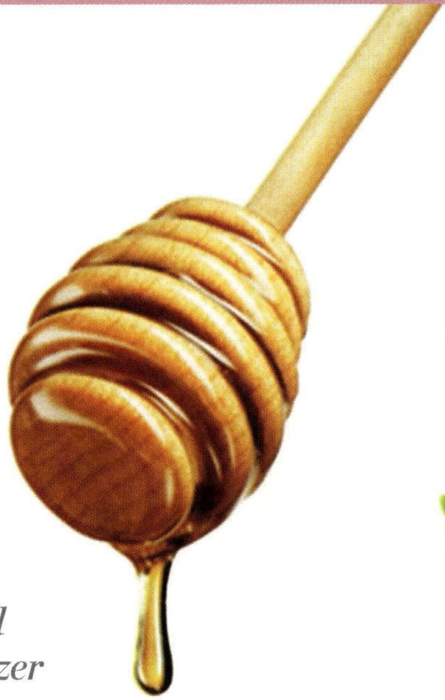

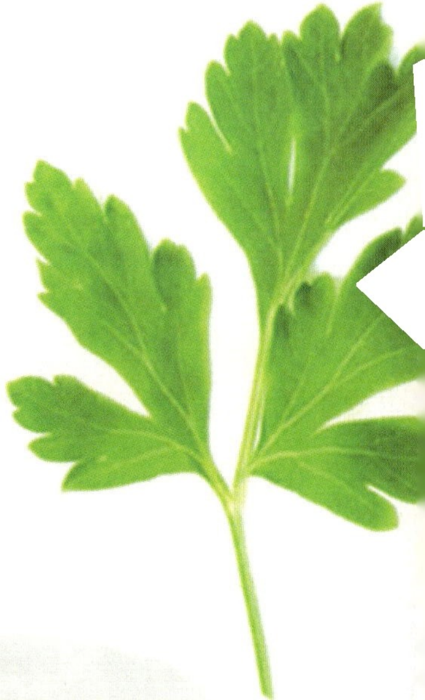

Mel

A glicose presente no mel provoca sensação de prazer devido à liberação de serotonina. Ele é rico em minerais, como o potássio e o cálcio, que atuam contra a depressão e têm ação calmante. Assim como o chocolate, o mel pode ser uma boa alternativa para mulheres que sofrem de TPM, pois ele ajuda a melhorar o humor e reduzir a irritação desse período.

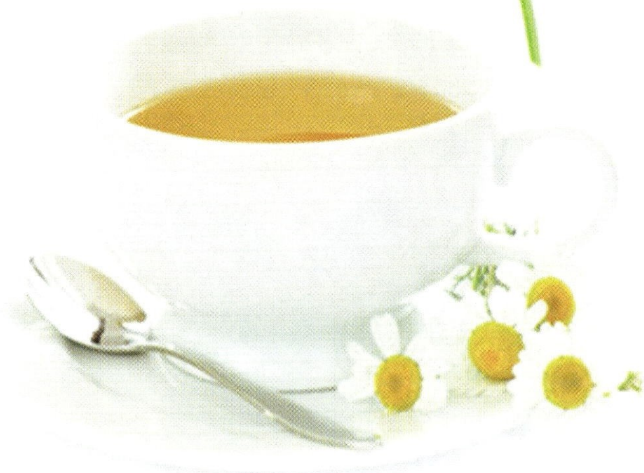

Frutas assadas com mel

Ingredientes

- 1 manga média
- 1 maçã pequena
- 1 pera
- 1 pêssego
- 1 banana
- Mel

Modo de preparo

Corte todas as frutas em lâminas médias e distribua em uma assadeira. Regue com o mel. Leve ao forno. Asse e sirva fria, com sorvete.

Pão de *queijo light*

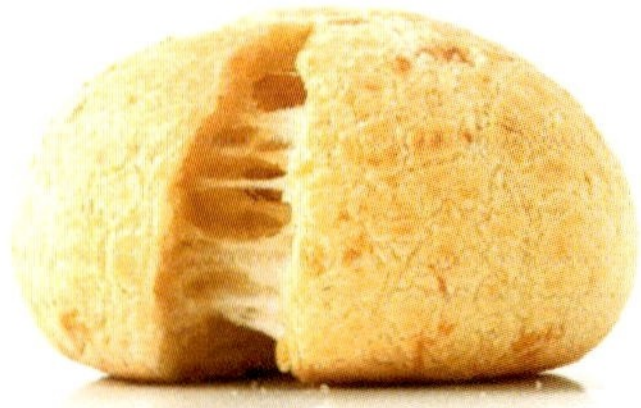

Ingredientes

- 2 ovos
- ½ copo de óleo
- ½ copo de leite desnatado
- ½ colher (chá) de sal
- ½ copo de polvilho doce
- ½ copo de polvilho azedo
- 150 g de parmesão light ralado grosso

Recheio

- mel de laranja

Modo de preparo

Bata no liquidificador os ovos, leite, sal, óleo e o queijo. Por último, acrescente o polvilho doce e o polvilho azedo. Em uma forma de empadinha, coloque farinha para untar e depois despeje o conteúdo do liquidificador em cada uma delas. Se desejar, pode polvilhar queijo parmesão por cima. Leve ao forno à temperatura de 160 graus e deixe assar por 30 a 40 minutos. Regue com mel na hora de servir.

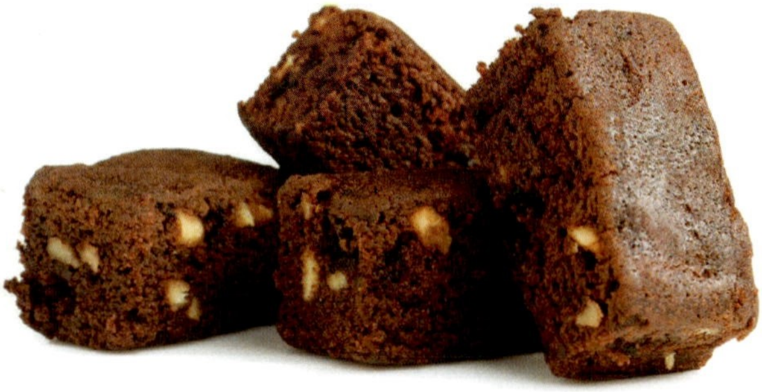

Bolo *de mel*

Ingredientes

- 1 xícara (chá) de proteína texturizada de soja
- 2 xícaras (chá) de açúcar
- ½ xícara (chá) de mel
- 3 ovos
- 1 colher (sopa) de margarina
- 1 xícara (chá) de leite
- 2.½ xícaras (chá) de farinha de trigo
- 1 colher (sobremesa) de fermento em pó

Modo de preparo

Bata as claras em neve e caramelize a proteína de soja usando o açúcar. Reserve. Bata as gemas com o açúcar e a margarina, sem esquecer o mel. Acrescente o leite e a farinha e bata mais. Agora misture (sem bater) as claras em neve, o fermento e, por fim, a proteína texturizada. Coloque em uma forma untada e leve para assar por 45 minutos em forno preaquecido. Sirva com mel.

Banana

Alimento rico em diversas substâncias que favorecem a felicidade: carboidratos, potássio, triptofano, magnésio e vitaminas B6 e biotina, que auxilia diminuindo a compulsão por comer e estimula a produção de serotonina. A vitamina B6, conhecida também como piridoxina, previne irritação, depressão, ansiedade e ainda atua no sistema cognitivo, responsável pelo processo de aprendizado que se dá através da percepção, atenção, memória, raciocínio, imaginação, juízo, pensamento e linguagem.

GRAZI MASSAFERA

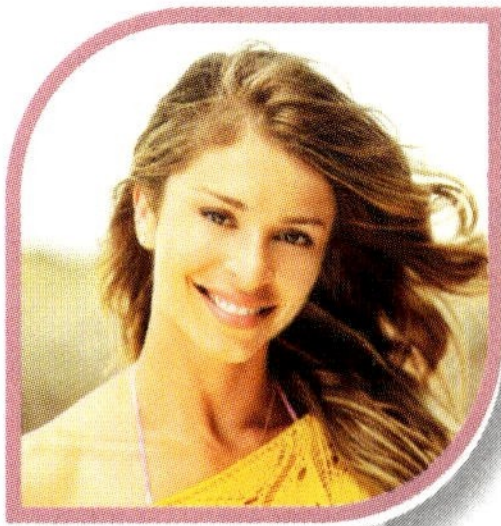

Grazzi Massafera Divulgação /TV Globo/ João M Junior

"Acredito como ninguém na felicidade e a tenho em minha vida. Mas aprendi com o tempo que a felicidade é preciosa e não deve ser exposta."

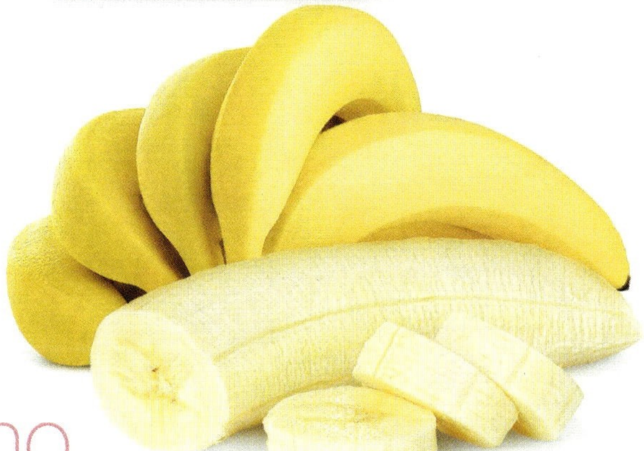

Banana ao forno com nozes e passas

Ingredientes

- 2 bananas
- 2 colheres (sopa) de mel
- 1.½ colher (sopa) de nozes picadas
- ½ xícara (chá) de passas brancas ou pretas

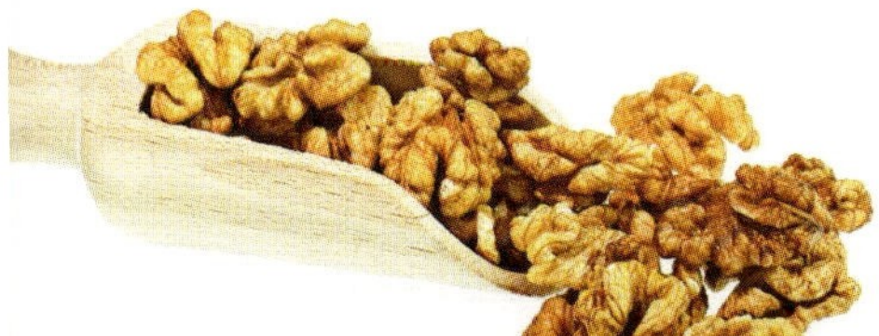

Modo de preparo

Leve todos os ingredientes ao forno em um refratário. As bananas devem ser colocadas no refratário cortadas ao meio, em duas partes. Cubra as bananas com mel, nozes e passas. Leve ao forno coberto com papel-alumínio. Depois de assar, retire o papel-alumínio, deixe dourar.

Pão doce *com banana-passa*

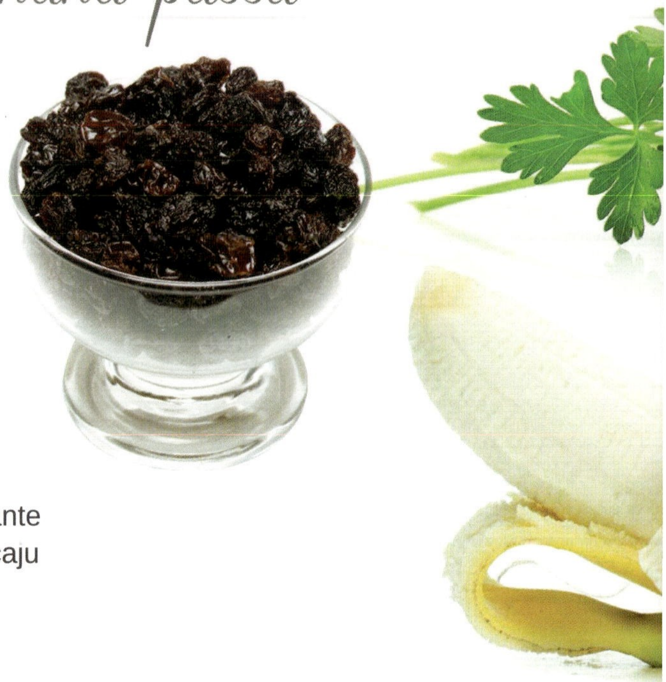

Ingredientes

- 1 xícara (chá) de água
- 25 g de fermento
- 2.½ xícaras (chá) de farinha de trigo
- 2 colheres (sopa) de margarina light
- 1 ovo
- 1 gema
- 1 pitada de sal
- 3 colheres (sopa) de bananas e passas
- 12 envelopes de adoçante
- 25 g de castanhas de caju
- Raspas da metade de uma laranja

Modo de preparo

Coloque em uma tigela e misture o fermento com 1/2 xícara (chá) de água e a metade da farinha de trigo. Acrescente a margarina, o ovo, o sal, as raspas de laranja e mexa bem. Aos poucos, adicione mais farinha e amasse até que a massa comece a desgrudar das mãos. Deixe essa massa descansar por meia hora e depois junte as bananas e passas. Em seguida, polvilhe as castanhas de caju picadas. Deixe descansar por mais 15 minutos até a massa crescer. Unte uma forma e leve ao forno preaquecido por aproximadamente 30 minutos. Regue o pão ainda quente, com o restante da água adoçada com adoçante em pó e sirva.

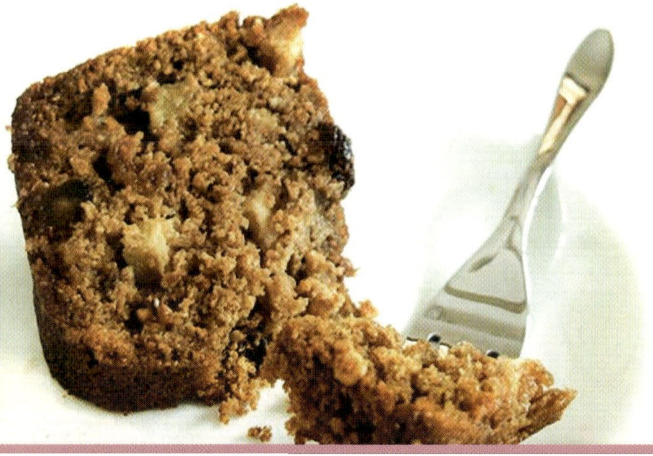

Farofa de *banana*

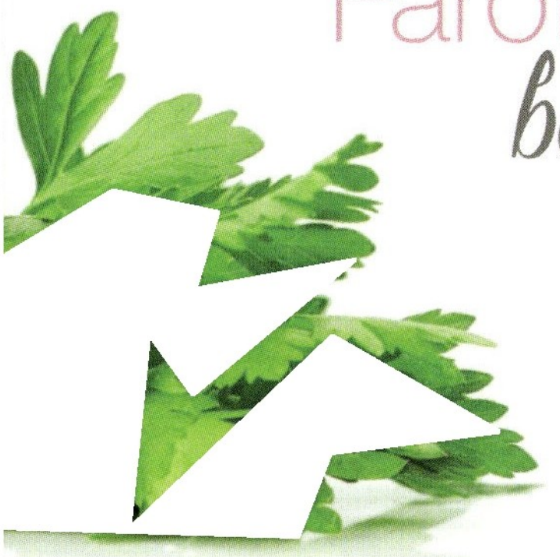

Ingredientes

- 1 banana picada
- ½ cebola picada
- 2 ovos
- ½ linguiça calabresa
- ½ xícara (chá) de salsa
- Sal a gosto
- Azeite ou óleo

Modo de preparo

Leve à frigideira a linguiça calabresa e adicione a cebola. Adicione a banana e frite bem. Agora, coloque o ovo e mexa bem. Adicione o sal. Sirva em seguida.

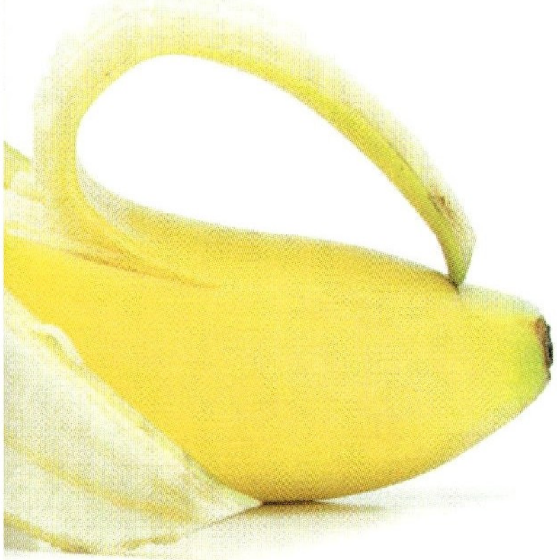

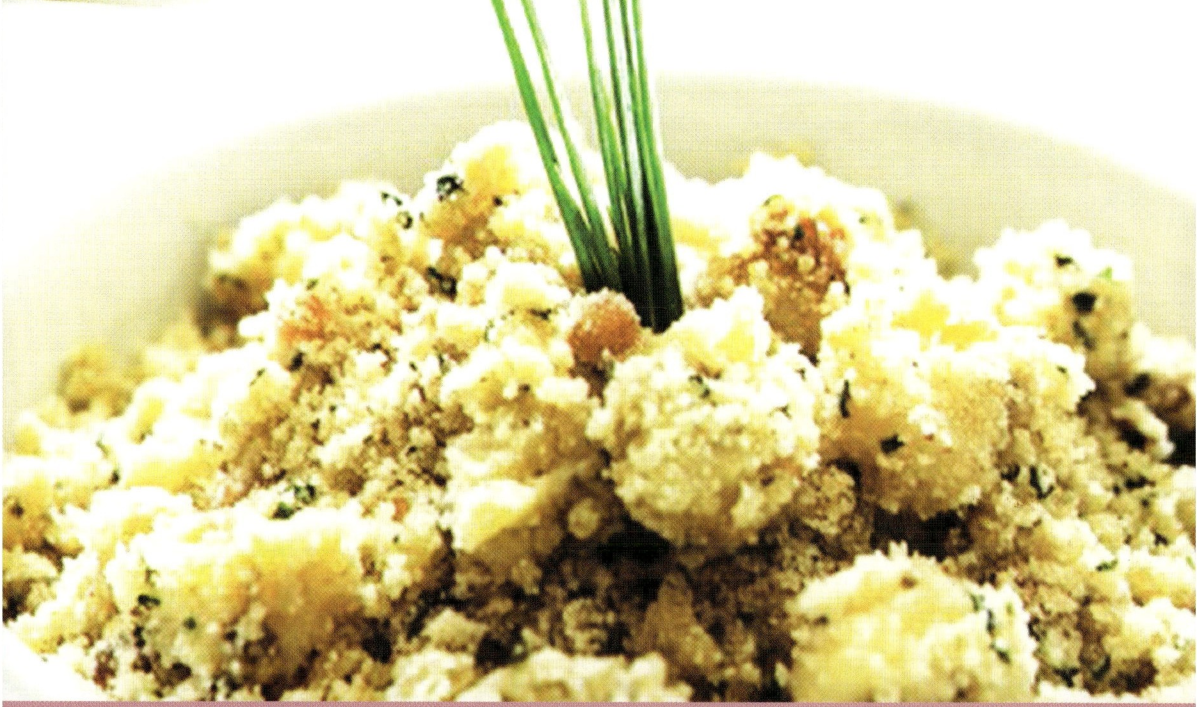

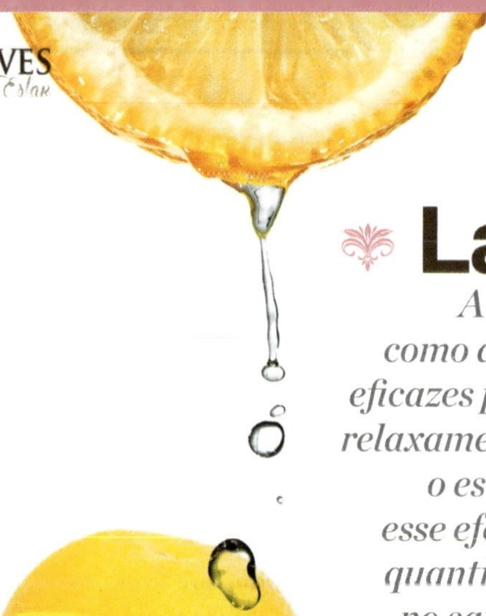

Laranja

A laranja contém antioxidantes, como a vitamina C e o cálcio, que são eficazes para melhorar o humor, para o relaxamento muscular e para combater o estresse. Pesquisas mostram que esse efeito acontece porque diminui a quantidade de hormônios do estresse no sangue e reduz fatores que levam ao estresse físico e emocional. Existem outros alimentos que contêm grandes quantidades de vitamina C, como a acerola e os brócolis.

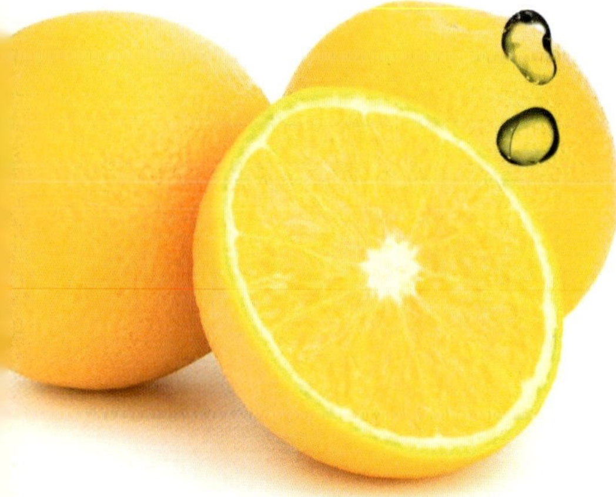

Frango marinado com limão e laranja

Ingredientes

- 8 sobrecoxas de frango sem pele e sem gordura
- 2 colheres (sopa) de molho de soja
- 1 colher (chá) de mostarda
- Sumo de 1 limão e de 1 laranja

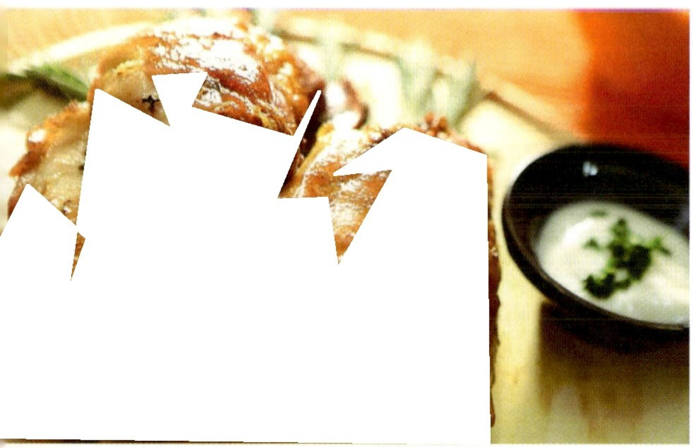

Modo de preparo

Coloque as sobrecoxas numa assadeira antiaderente. Misture o molho de soja, a mostarda e o sumo do limão e da laranja. Despeje sobre as sobrecoxas. Tampe e deixe nesse tempero por 1 hora. Asse as sobrecoxas em forno preaquecido por 40 minutos ou até que estejam cozidas.

Obs.: Durante o cozimento, regue algumas vezes com o líquido que se formar na assadeira.

Sorvete de *iogurte e laranja*

Ingredientes

- 3 iogurtes desnatados
- 2 colheres (chá) de essência de laranja
- 1 colher (sopa) de suco de limão
- 4 colheres (sopa) de suco de laranja
- 2 colheres (sopa) de adoçante em pó

Modo de preparo

Coloque em uma tigela os iogurtes, a essência de laranja, o suco de limão e o adoçante em pó. Misture bem e leve ao congelador para endurecer. Retire e coloque para bater no liquidificador por 5 minutos. Volte ao congelador por 2 horas. Retire e bata novamente por 5 minutos. Repita a operação após 2 horas e leve ao congelador até o dia seguinte, quando estará pronto para servir. Sirva com calda de morango ou outra de sua preferência.

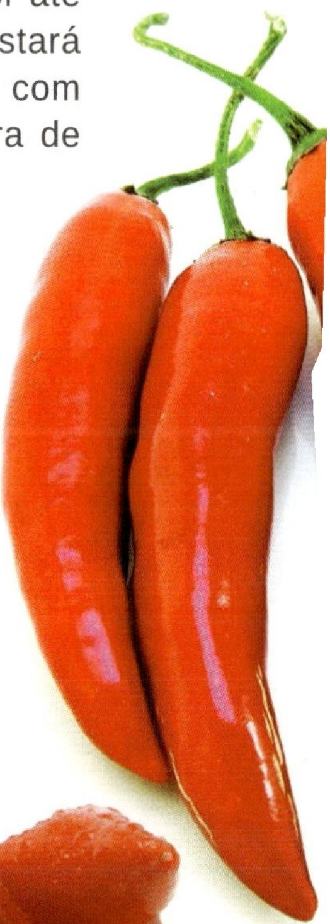

Pimenta

A pimenta melhora a depressão, dá sensação de euforia e diminui o estresse. Auxilia no emagrecimento, pois acelera o metabolismo. A capsaicina é o principal componente ativo da pimenta que dá o sabor ardido ao tempero e estimula as terminações nervosas da língua, aumentando a produção de endorfinas.

A ingestão de pimenta faz aumentar a liberação de noradrenalina e adrenalina, que são responsáveis pela melhora do ânimo em pessoas deprimidas, pois estimula a produção de endorfinas que são comumente conhecidas como "hormônios felizes".

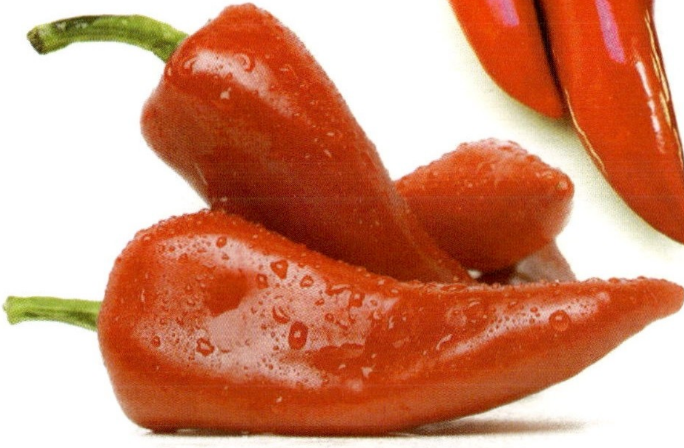

Suco de manga com pimenta

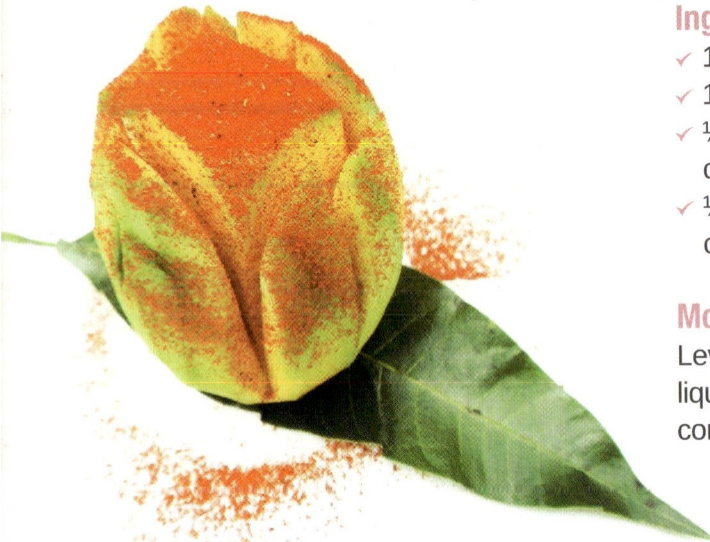

Ingredientes

- 1 manga média
- 1 colher (sopa) de mel
- ½ colher (sopa) de pimenta picada sem sementes
- ½ xícara (chá) de manga em cubinhos para decoração

Modo de preparo

Leve todos os ingredientes ao liquidificador e bata bem. Decore com a manga em cubinhos e sirva.

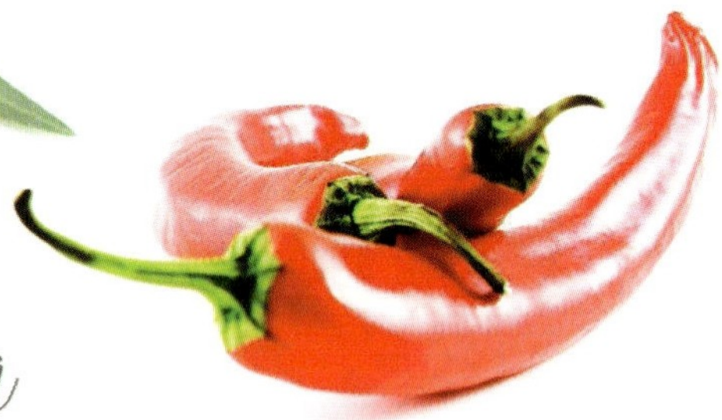

Goiabada com pimenta

Ingredientes

- 6 goiabas
- ½ litro de água
- 20 gotas de adoçante
- Gelatina em pó sem sabor vermelha
- 2 pimentas dedo-de-moça picadinhas
- 2 colheres (sopa) de suco de limão

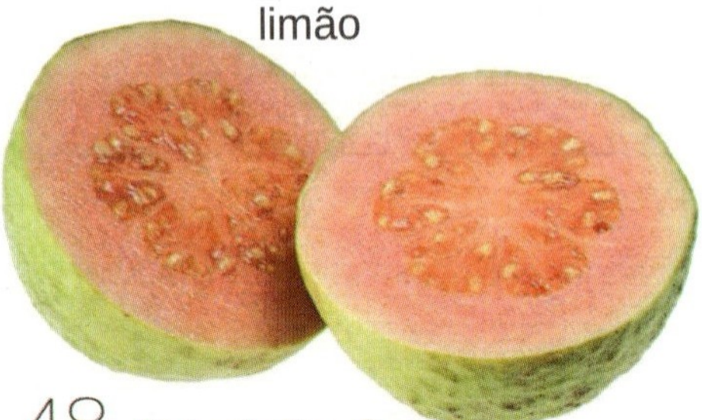

Modo de preparo

Lave e corte as goiabas em pedaços e cozinhe na água até que se desmanchem. Passe-as na peneira, devolva à panela e deixe apurar. Se for preciso, acrescente água aos poucos. Deve render ½ litro de purê. Dissolva a gelatina em ½ xícara (chá) de água fria e junte ao purê de goiaba, mexendo bem. Adicione as pimentas. Retire do fogo, adicione o suco de limão e o adoçante. Espere esfriar e leve à geladeira.

Molho *de pimenta*

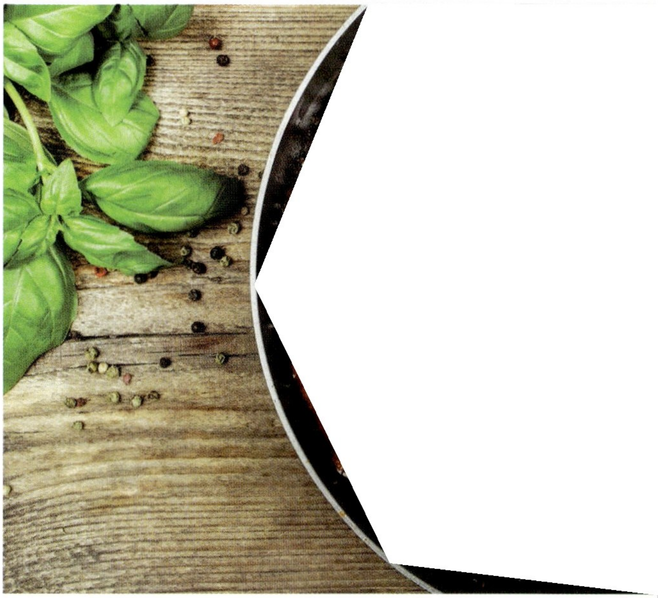

Ingredientes

- 4 pimentas vermelhas sem sementes
- ½ ricota amassada
- 2 colheres (sopa) de creme de leite
- Sal a gosto

Modo de preparo

Coloque no mixer todos os ingredientes e bata bem até virar um creme com consistência cremosa. Sirva com torradas.

Espinafre

Esse alimento pode ser uma boa arma no combate à tristeza, pois contém potássio e ácido fólico. Não é por acaso que o Popeye, personagem do desenho animado, se renova e se fortalece quando come espinafre. O potássio e o ácido fólico ajudam nos quadros de depressão, esquizofrenia e no combate a doenças degenerativas. A ausência deles no organismo é responsável por problemas como cansaço, insônia, fraqueza, apatia, entre outros efeitos.

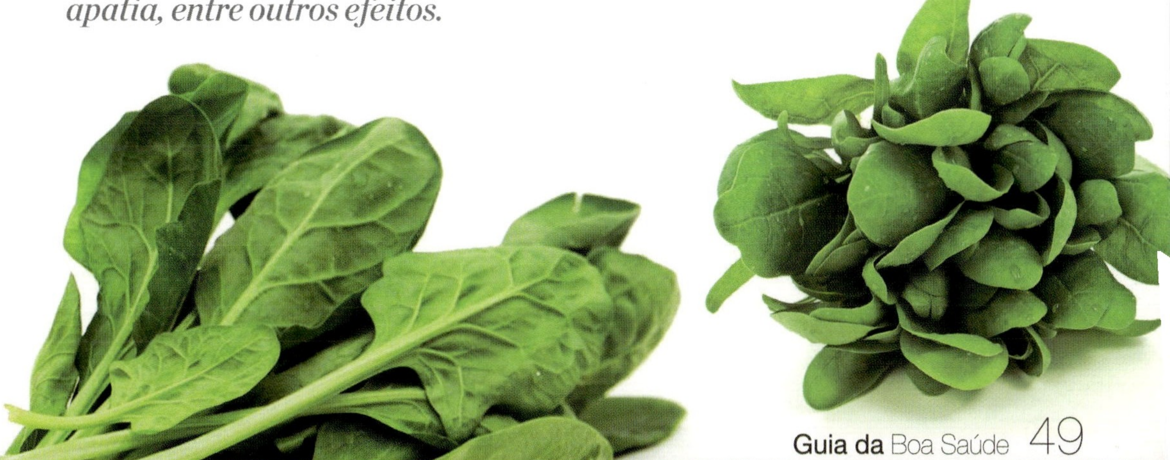

Creme especial *de espinafre*

Ingredientes

- 1 maço de espinafre
- 1 cebola ralada
- 1 colher (sopa) de amido de milho
- ½ xícara (chá) de leite desnatado
- 1 colher (sopa) de queijo parmesão ralado
- 1 colher (sopa) de azeite de oliva extravirgem
- Sal e pimenta a gosto

Modo de preparo

Refogue a cebola no azeite de oliva e acrescente o espinafre. Misture até estar cozido e sem mais água nenhuma. Em um copo, misture o leite e o amido de milho, dissolvendo bem. Adicione o espinafre. Tempere com sal, pimenta e seus temperos preferidos. Mexa até engrossar e, por fim, adicione o parmesão. Deixe derreter um pouco, desligue e sirva com torradas.

Suflê *de espinafre*

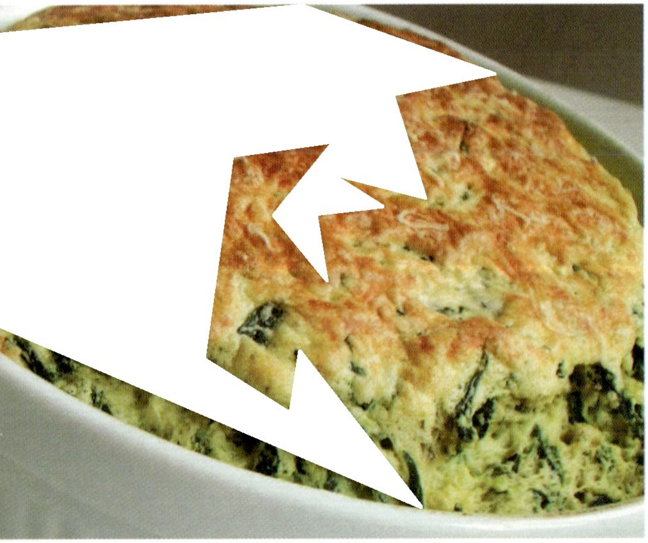

Ingredientes

- 1 copo de leite
- 3 ovos
- 1 maço pequeno de espinafres crus cortados
- 4 colheres (sopa) de farinha de trigo
- 50 g de queijo ralado
- Sal a gosto

Modo de preparo

Coloque todos os ingredientes para bater no liquidificador até formar uma massa homogênea. Em um refratário untado com margarina e farinha, despeje a massa e leve ao forno preaquecido e deixe assar por 30 ou 40 minutos, ou até começar a cheirar e ficar douradinho nas bordas.

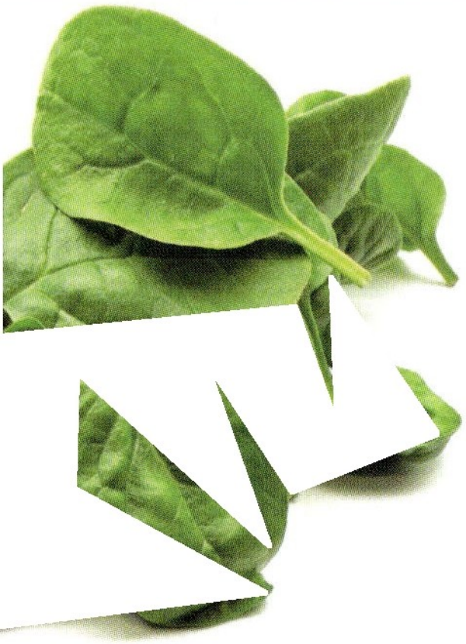

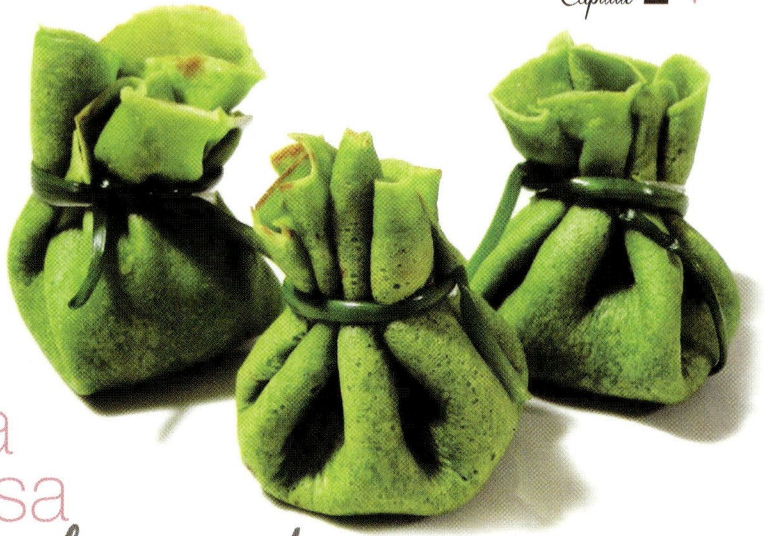

Panqueca com massa *de espinafre e ricota*

Ingredientes (Massa)

- 1.½ xícara (chá) de leite ou água
- 1 xícara (chá) de farinha de trigo
- 2 xícaras (chá) de espinafres crus cortados
- 2 ovos
- Sal a gosto
- Salsa a gosto

Ingredientes (Recheio)

- 200 g de ricota
- 2 colheres (chá) de azeite
- Salsinha e sal a gosto

Modo de preparo (Massa)

Bata no liquidificador todos os ingredientes. Enquanto estiver batendo, se a massa ficar grossa, adicione mais água ou leite. Em uma frigideira untada com um pouquinho de óleo, frite 1 concha da massa de panqueca.

Modo de preparo (Recheio)

Em um prato, amasse a ricota, o azeite, o sal e a salsinha com um garfo até formar uma pasta. Em seguida, recheie as panquecas.

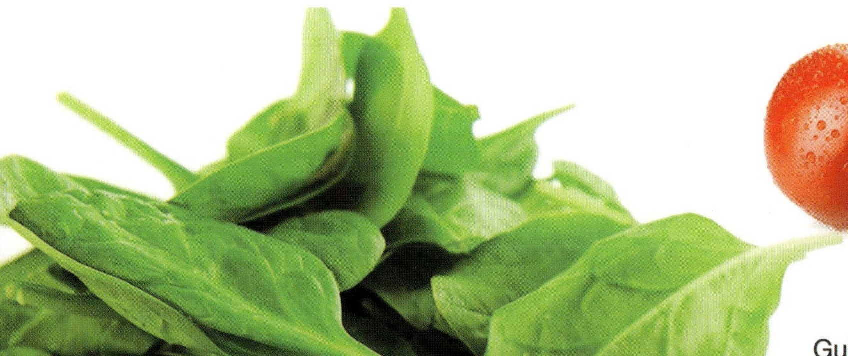

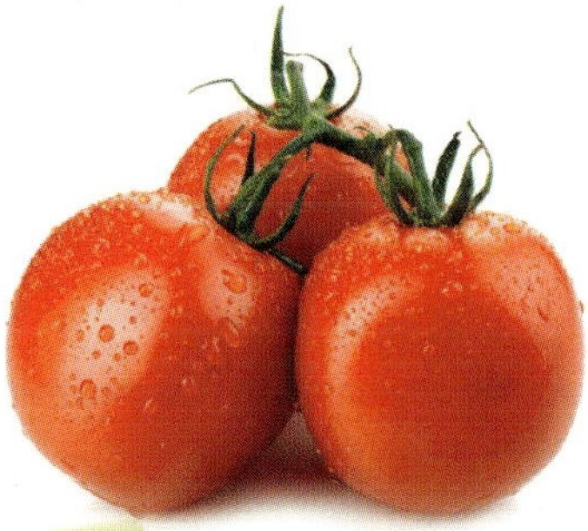

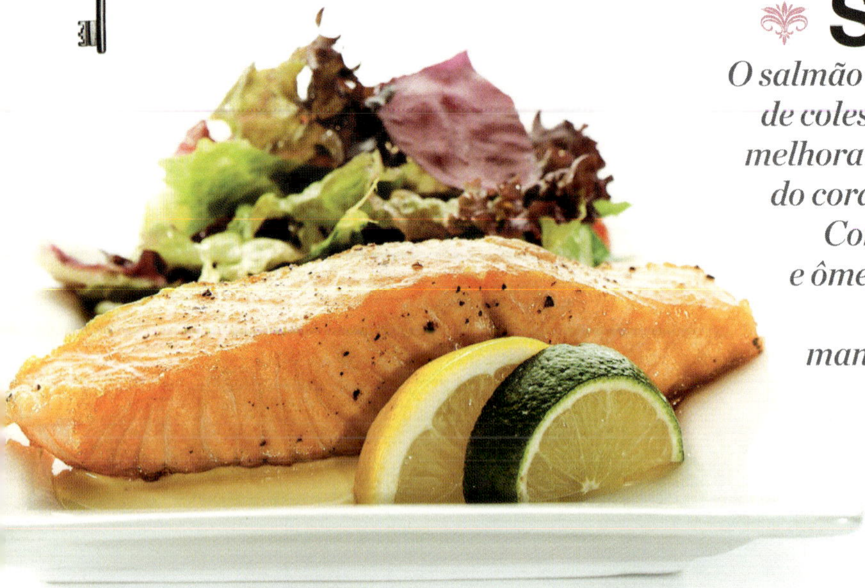

Salmão

O salmão diminui os níveis de colesterol do sangue e melhora o funcionamento do coração e do cérebro. Contém ácido graxo e ômega 3, que é muito importante para manter o bom humor.

Salmão especial com limão

Ingredientes

- 1 pedaço de salmão (preferível com pele)
- Sal grosso ou flor de sal
- Azeite
- 1 cebola fatiada
- 1 limão (suco)
- Folhinhas de salsa

Modo de preparo

Lave e tempere o peixe conforme sua preferência. Corte um pedaço grande de papel-alumínio e sobre ele faça uma "cama" de fatias de cebola. Agora, coloque o salmão sobre as cebolas. Feche o papel-alumínio como um envelope, deixando espaço para o vapor circular. Leve ao forno (neste caso, use um refratário) ou em uma chapa quente ou grelha (neste caso, só com o papel-alumínio). Adicione um fio de azeite e a flor de sal. Não esqueça que todo o processo de cozimento do peixe é feito com a pele, tostando dos dois lados. Assim que estiver assado (molinho), retire do fogo, regue com suco de limão e sirva (sem a pele). Decore com salsa picada Para acompanhamento, se preferir: salada verde e batata cozida. É delicioso!

Bruschetta *de salmão e azeitona*

Ingredientes

- 1 pão italiano fatiado
- Folhas de rúcula
- Tomate picado
- Maionese
- Azeitonas picadas
- 1 pedaço de salmão assado e fatiado

Modo de preparo

Passe maionese nas fatias de pão. Junte as folhas de rúcula, as fatias de salmão e as azeitonas. Por fim, o tomate.

Frutos do mar

O zinco e o selênio são dois minerais presentes nos frutos do mar. São eles que ajudam a trazer mais felicidade e a melhorar o funcionamento do cérebro. O zinco aumenta a atenção e o selênio é eficaz no combate à depressão. Sem o selênio, o corpo fica mais vulnerável, sente fadiga, fraqueza e dor muscular. A falta do zinco aumenta o risco de apatia, cansaço e depressão.

Salada *verde com atum*

Ingredientes

- 1 lata de atum
- 10 folhas de alface americana
- 10 folhas de alface mimosa
- 10 folhas de rúcula
- 10 folhas de agrião
- 20 tomates-cereja cortados ao meio
- Salsa picada a gosto

Modo de preparo

Lave as folhas e seque bem. Coloque os tomates-cereja por cima das folhas. Por fim, adicione o atum, regue a salada com o molho de sua preferência e polvilhe a salsa picada.

Espetinho *de camarão*

Ingredientes

- 2 kg de camarão
- Palitos de espeto
- Tempero de sua preferência
- 1 cebola
- limões para acompanhar
- Sal e pimenta

Modo de preparo

Lave todos os camarões e depois tempere. Monte os espetos. Se preferir, intercale cada camarão com um pedaço de cebola. Enrole cada espeto em papel-alumínio. Leve ao fogo (braseiro ou grelha), colocando um espeto ao lado do outro. Assim que estiverem cozidos, abra um pouco do papel-alumínio para que o vapor saia e os camarões fiquem "vermelhinhos". Sirva em seguida com ½ limão para acompanhar. E a limonada bem gelada é uma dica!

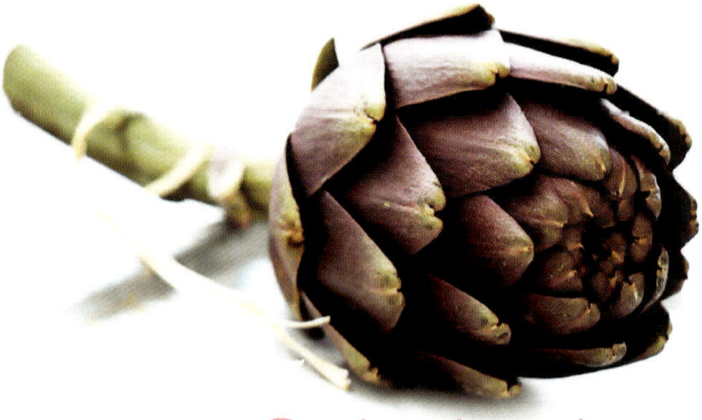

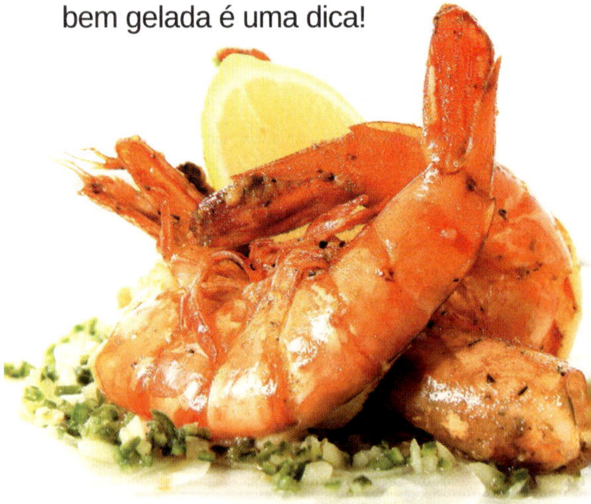

Salada de *alcachofra e camarão*

Ingredientes

- 12 corações de alcachofra
- ½ kg de camarões limpos
- 4 ovos cozidos picados
- 1 colher (sopa) de salsinha picada
- 2 colheres (sopa) de orégano
- 1 colher (café) de raspas de limão

Modo de preparo

Em uma travessa, coloque as alcachofras e os ovos cozidos. Salpique com a salsinha, o orégano e as raspas de limão. Frite o camarão rapidamente, numa frigideira, e coloque-o por cima da salada. Sirva em seguida com o tempero que mais lhe agradar.

Nozes

As nozes possuem vitamina B1, que transforma glicose em energia. Influenciam nas funções cerebrais, tanto na memória quanto na cognição.

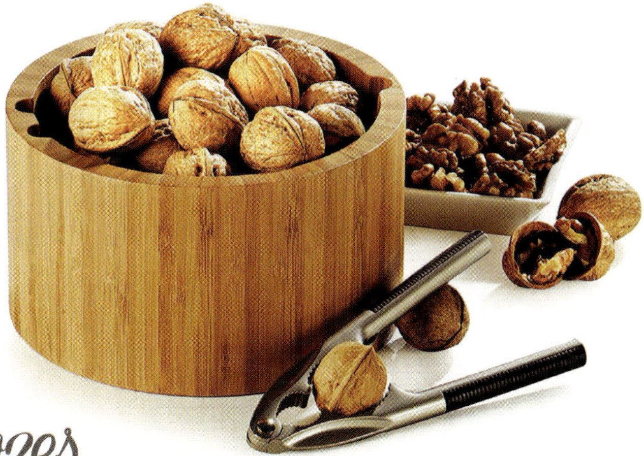

Creme gelado de nozes

Ingredientes

- 1 lata de creme de leite sem soro
- 1 lata de leite condensado
- ½ lata de leite de vaca
- 1 colher (sopa) de margarina sem sal
- 300 g de nozes picadas
- 3 ovos
- Chantilly para decorar

Modo de preparo

Em uma panela, misture o leite condensado, o leite de vaca, 3 gemas e a margarina. Mexa até ficar em consistência de brigadeiro mole e deixe esfriar. Acrescente ao brigadeiro mole o creme de leite, as nozes e as claras em neve. Misture e leve à geladeira. Sirva em taças e decore com chantilly.

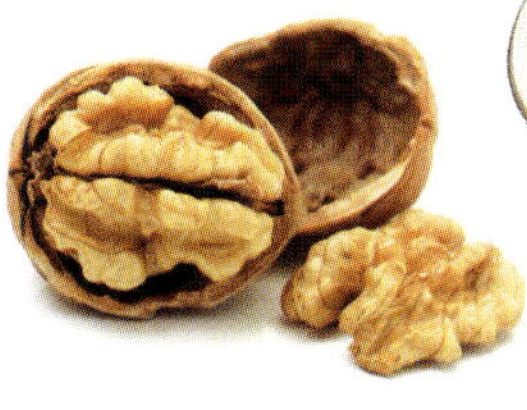

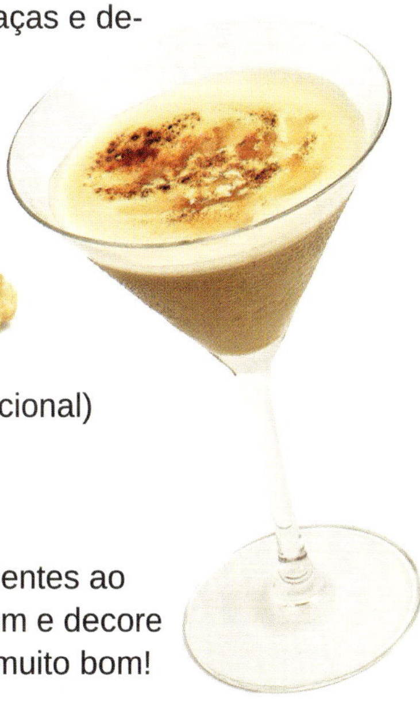

Drinque de Páscoa

Ingredientes

- ½ copo de leite de amêndoas
- ½ copo de leite
- 3 colheres (chá) de mel
- Lascas de amêndoas e cerejas, para decoração
- Pedras de gelo (opcional)
- 1 minichocolate

Modo de preparo

Leve todos os ingredientes ao liquidificador. Bata bem e decore antes de servir. Fica muito bom!

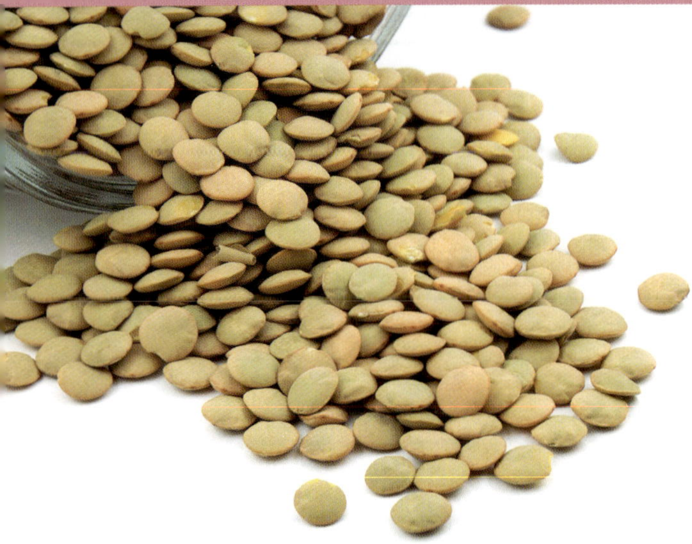

Lentilha

Atua no metabolismo do cérebro e na produção de dopamina, que é a principal substância que dá sensação de prazer, motivação e criatividade.

Caldinho de lentilha com croutons

Ingredientes

- ½ kg de lentilha cozida
- 2 colheres (sopa) de croutons integrais
- ½ xícara (chá) de salsinha
- ½ linguiça calabresa em quadradinhos

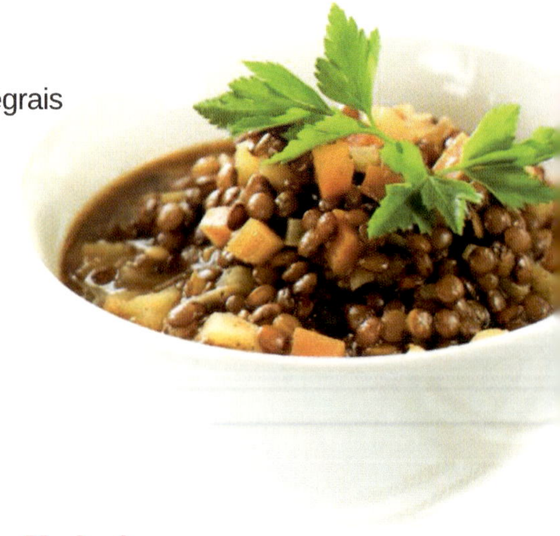

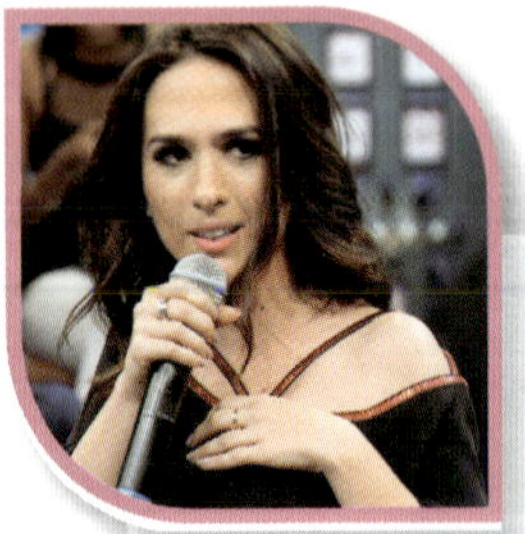

Tatá Werneck
Zé Paulo Cardeal/ TV Globo/divulgação

TATÁ WERNECK

"Ser feliz não é tarefa fácil, mas depende muito da gente mesmo. Tem que se sentir bonita, bem disposta, nada de baixa autoestima. Tem que ser feliz, querendo de verdade pular, errar e tentar outra vez."

Modo de preparo

Leve a lentilha ao liquidificador e bata bem. Coloque numa panela, tempere com a salsinha e leve ao fogo. Em uma panela à parte, frite a linguiça. Adicione a linguiça frita à lentilha e deixe ferver. Sirva com croutons. Delicioso!

Lentilha *leve*

Ingredientes

- ½ kg de lentilha cozida
- 1 cebola
- 1 pimentão vermelho
- 1 pimentão amarelo
- Azeite
- ½ xícara (chá) de salsinha
- ¼ de xícara (chá) vinagre branco
- Sal

Modo de preparo

Cozinhe a lentilha, escorra e reserve. Leve uma panela ao fogo e coloque a lentilha temperada com a salsinha. Misture os demais ingredientes em outra panela. Adicione a lentilha por último. Deixe ferver a mistura. Sirva com bruschetas de calabresa.

Ovo

Os ovos possuem lecitina e colina, substâncias que afetam positivamente as alterações de humor.

Mexido especial *com queijo branco*

Ingredientes

- 2 ovos (separe as claras das gemas)
- ½ colher (sopa) de margarina
- ½ colher (sopa) de óleo ou azeite
- Sal
- 1 fatia grossa de queijo branco picadinho
- 1 tomate picado
- ½ abobrinha fatiada bem fina
- Camarões salteados para decorar

Modo de preparo

Leve os camarões à frigideira para saltear e reserve. Em outra frigideira, esquente o óleo e a margarina para não queimar. Coloque as abobrinhas e frite. Enquanto isso, bata as claras em neve e misture a gema. Coloque a mistura sobre as abobrinhas fritas na frigideira. Adicione o sal, o tomate, a salsinha e o queijo branco. Frite dos dois lados. Por fim, cubra e decore com os camarões. Muito bom.

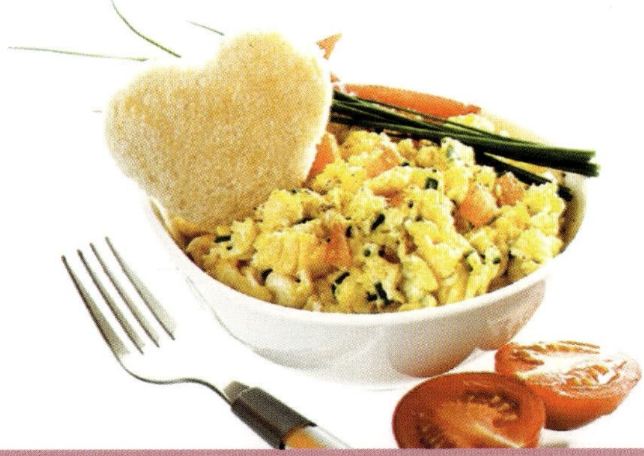

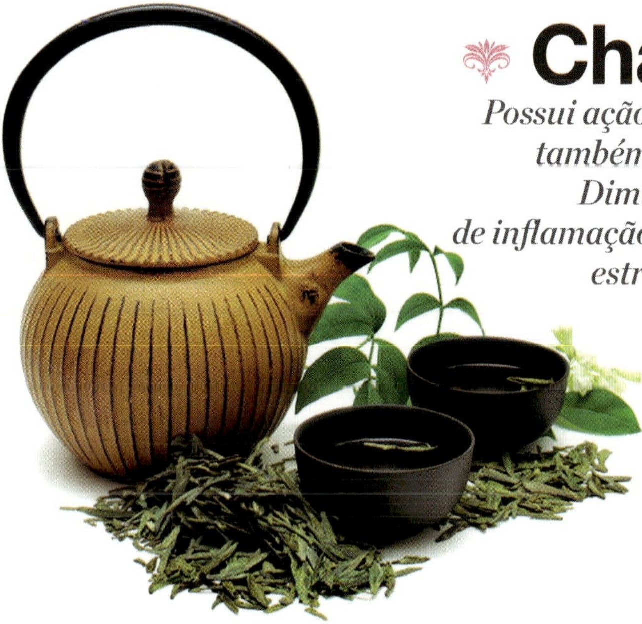

Chá-verde

Possui ação emagrecedora que também beneficia o humor. Diminui a possibilidade de inflamação cerebral e afasta o estresse, o que favorece o bem-estar.

Drinque com chá-verde e hortelã

Ingredientes

- 1 copo de chá-verde
- 2 colheres (sopa) de mel
- ½ copo de chá de hortelã
- ¼ de gengibre
- Folhas de hortelã picadinhas
- Pedras de gelo (opcional)
- Folhinhas de hortelã e uma cereja para decoração

Modo de preparo

Leve todos os ingredientes ao liquidificador, menos a cereja e algumas folhinhas de hortelã. Bata bem, decore com folhinhas de hortelã e cereja e sirva em seguida.

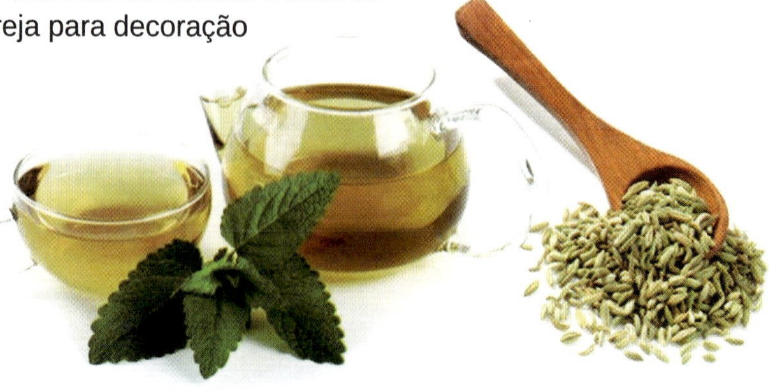

Chá-verde com água de coco

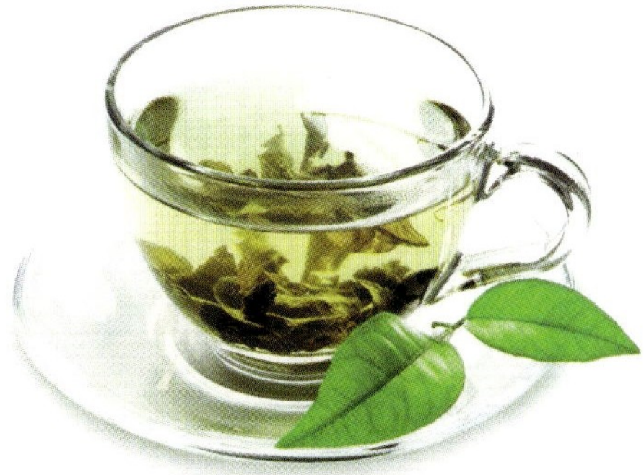

Ingredientes

- 1 copo de chá-verde
- ½ copo de água de coco
- 2 colheres (chá) de mel
- Pedras de gelo (opcional)
- Pedacinhos de coco

Modo de preparo

Leve todos os ingredientes ao liquidificador, menos o coco. Bata bem, acrescente o coco e sirva em seguida.

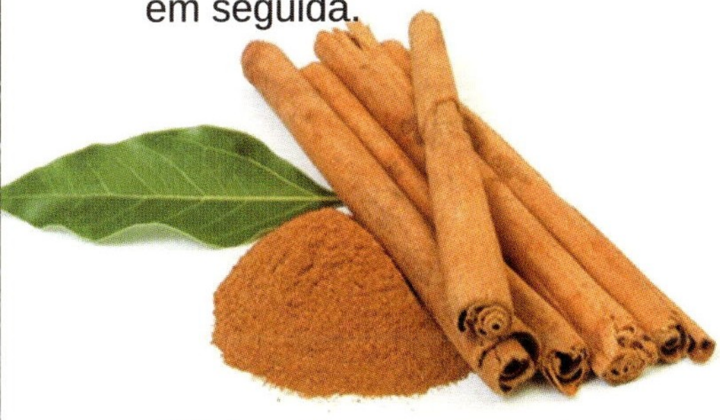

INGRID GUIMARÃES

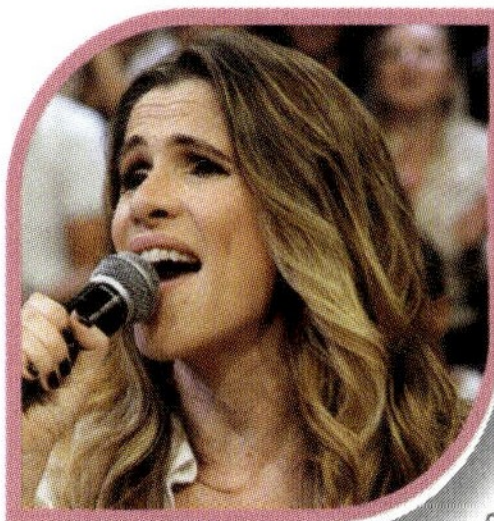

"Sou feliz demais, Jesus é meu melhor amigo. Também não dispenso um encontro com a turma."

Ingrid Guimarães
Zé Paulo Cardeal/ Divulgação/ TV Globo

Chá-verde com canela

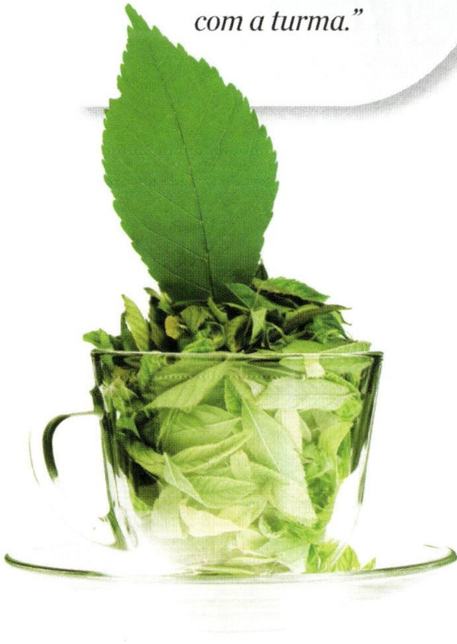

Ingredientes

- 1 copo de chá-verde
- Canela em pau e em pó
- 2 colheres (chá) de mel

Modo de preparo

Leve todos os ingredientes ao fogo. Assim que levantar fervura, desligue e sirva em seguida.

Chá-verde *com maçã e hortelã*

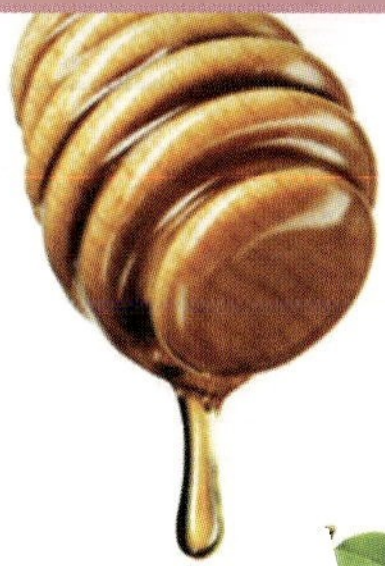

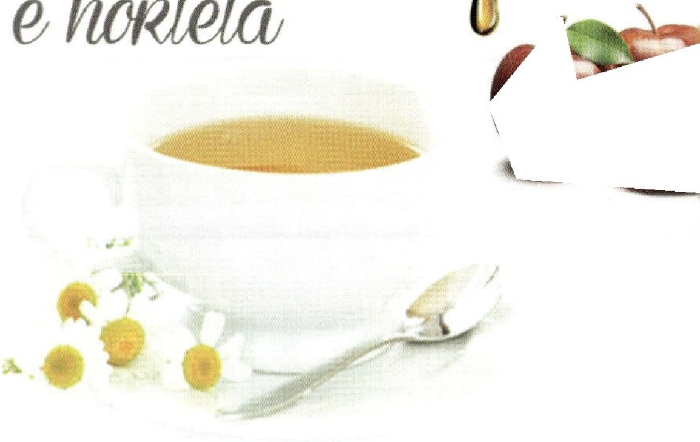

Ingredientes

- 2 raminhos de hortelã fresca
- 1 colher (sopa) de suco de limão
- 1 saquinho de chá-verde
- 300 ml de água fervente
- 100 ml de suco de maçã sem açúcar

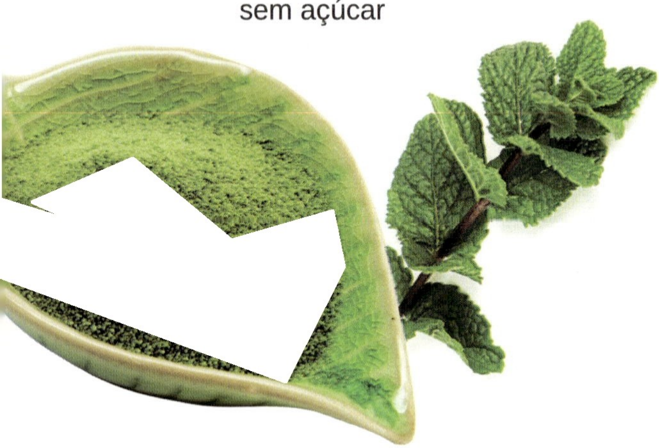

Modo de preparo

Prepare o chá-verde com água fervente, acrescentado os raminhos de hortelã durante a fervura. Espere esfriar e acrescente o suco de maçã e o suco de limão. Leve à geladeira por 20 minutos antes de servir.

Chá-verde *gelado*

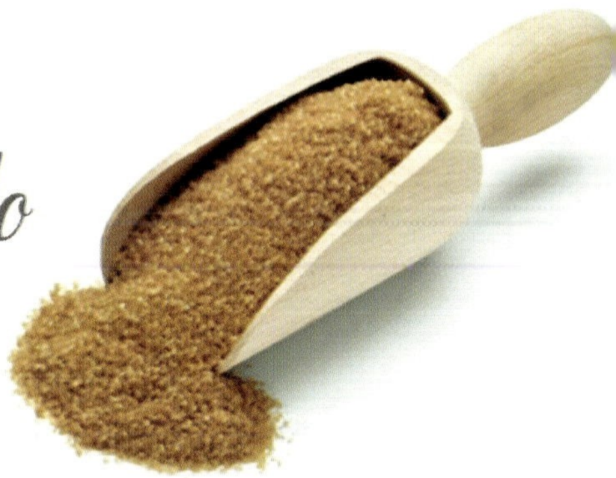

Ingredientes

- 1 litro de chá-verde gelado
- 1/2 abacaxi picado em cubos
- 10 folhas de hortelã
- 2 colheres (sopa) de mel

Modo de preparo

Leve todos os ingredientes ao liquidificador e bata bem. Em seguida, coe a bebida — se necessário, volte a mistura ao liquidificador para bater um pouco mais. Depois de coado, sirva esse chá com cubos de gelo.

Alface

A alface tem capacidade sedativa e analgésica, o que proporciona um efeito calmante no organismo.

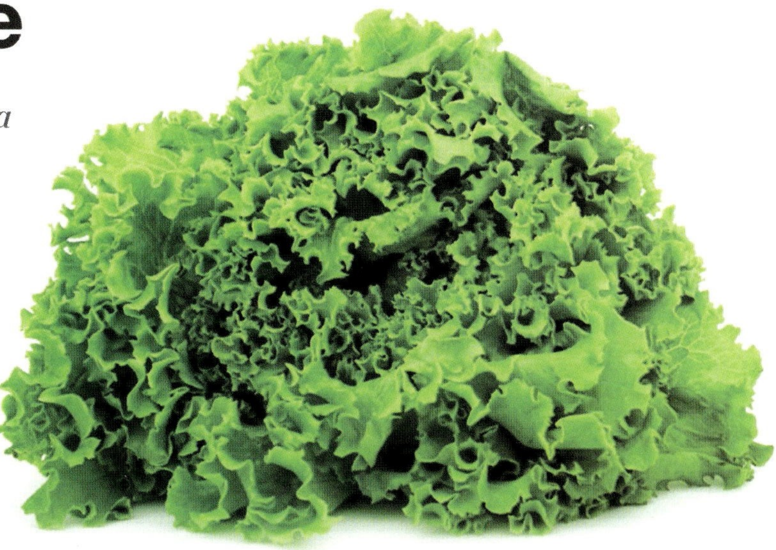

Drinque calmante de maracujá e alface

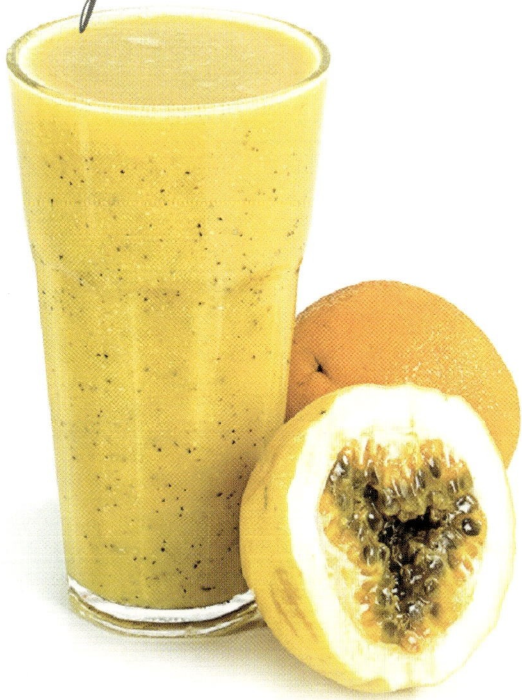

Ingredientes

- 2 folhas de alface
- 1 polpa de maracujá
- Adoçante ou açúcar (opcional)
- Pedras de gelo (opcional)
- Sementes de maracujá para decoração

Modo de preparo

Leve todos os ingredientes ao liquidificador. Bata bem, decore com sementes de maracujá e sirva em seguida.

Omelete de alface crespa

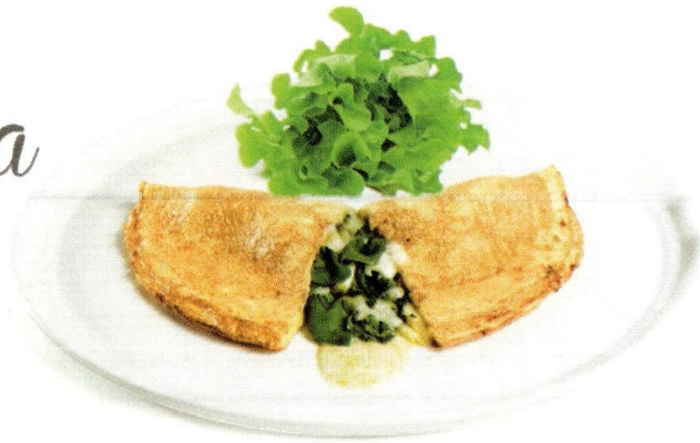

Ingredientes

- 10 folhas de alface crespa fatiadas
- 3 ovos
- 1 colher (sopa) de farinha de trigo
- 1 colher (sopa) de água
- Sal a gosto

Modo de preparo

Em uma tigela, misture todos os ingredientes e bata com um garfo. Unte uma frigideira antiaderente com azeite e leve ao fogo. Coloque a mistura da omelete e deixe dourar dos dois lados. Sirva ainda quente.

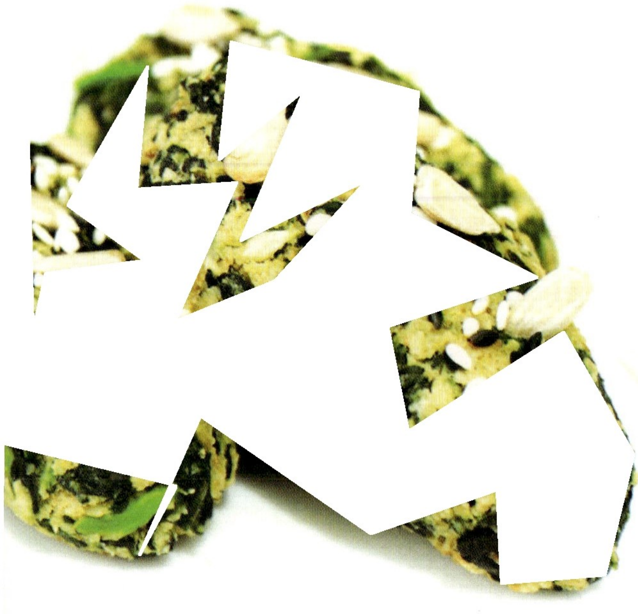

Bolinho de alface

Ingredientes

- 1 xícara (chá) de alface picada
- 1 xícara (chá) de farinha de trigo
- 2/3 de xícara (chá) de leite
- 4 colheres (sopa) de queijo parmesão ralado
- 1 colher (chá) de fermento em pó
- 1 ovo
- Sal a gosto
- Óleo para fritar

Modo de preparo

Coloque em uma tigela a alface picada, a farinha de trigo, o queijo parmesão ralado, o ovo e misture bem. Junte o leite até obter uma massa lisa e acrescente o sal e o fermento. Coloque o óleo em uma panela e frite colheradas da massa, dourando por igual. Deixe escorrer em toalha de papel e sirva-os quentinhos!

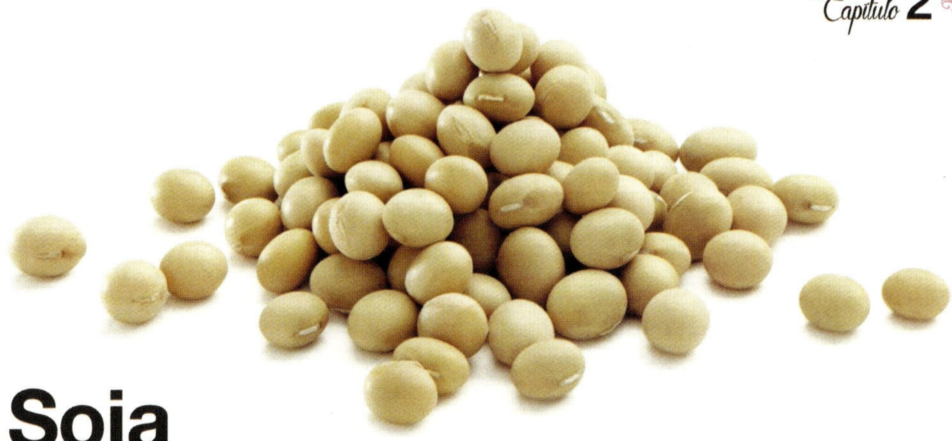

Soja

A soja é um alimento rico em proteínas, além de muito nutritivo. Por isso mesmo, deve fazer parte de uma alimentação saudável e repleta de nutrientes. Contém magnésio, que é um mineral importante no desempenho da energia das células, e caso ele falte a célula ficará sem energia. Ajuda a diminuir o cansaço, combate o estresse e tem ação tranquilizante.

Mix de cenoura, tomate e laranja

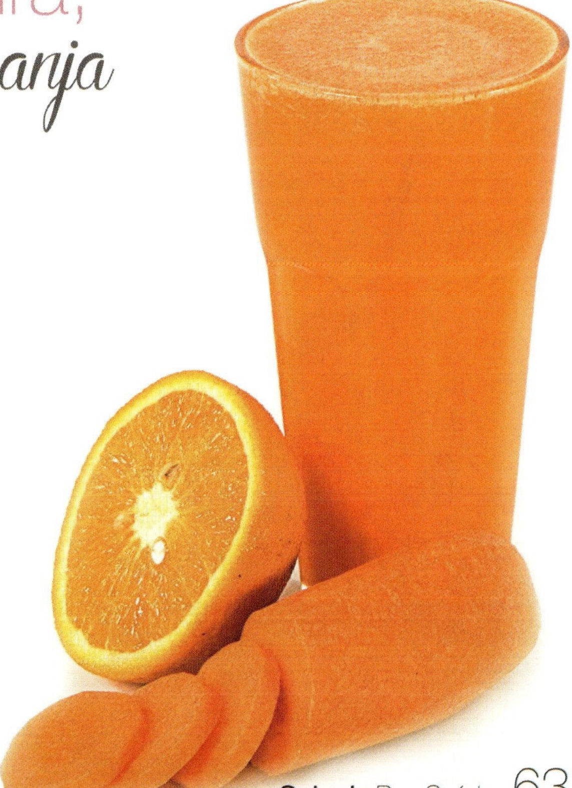

Ingredientes

- 1 copo de leite de soja natural
- 1 laranja
- 1 tomate
- 1 cenoura
- 2 colheres (chá) de mel
- Pedras de gelo (opcional)
- Raspas de amêndoas torradinhas, para decoração

Modo de preparo

Leve todos os ingredientes ao liquidificador, menos as amêndoas. Bata bem, decore com raspas de amêndoas e sirva em seguida.

Vitamina de frutas *com leite de soja*

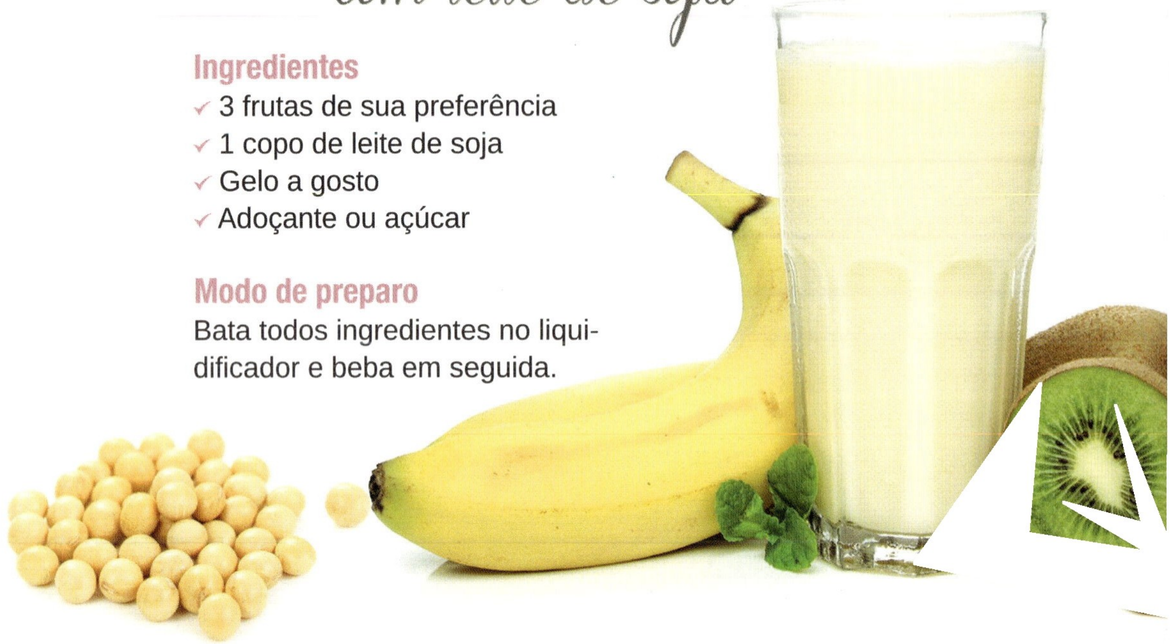

Ingredientes

- 3 frutas de sua preferência
- 1 copo de leite de soja
- Gelo a gosto
- Adoçante ou açúcar

Modo de preparo

Bata todos ingredientes no liquidificador e beba em seguida.

Vitamina de frutas *vermelhas e leite de soja*

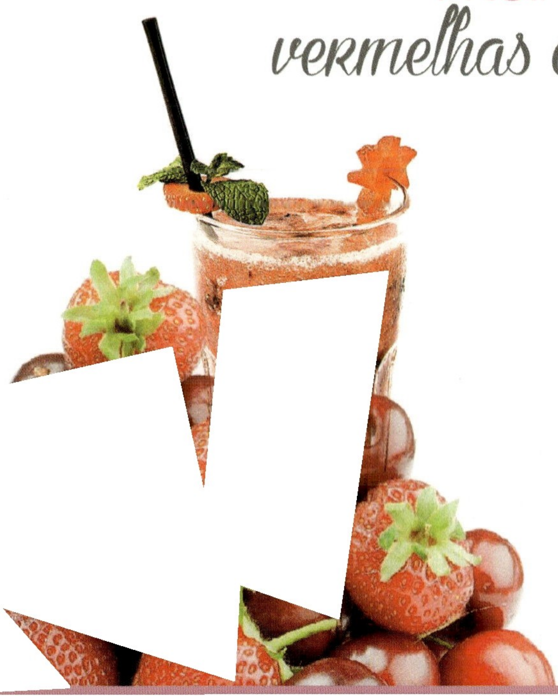

Ingredientes

- Use frutas vermelhas da estação de sua preferência
- 1 copo de leite de soja
- Gelo a gosto
- Adoce com adoçante e ou açúcar
- 1 colher (chá) de sementes de linhaça

Modo de preparo

Bata todos os ingredientes no liquidificador e beba em seguida.

Leite e iogurte

Contém o cálcio, que ajuda a eliminar a tensão e a depressão, além de combater sintomas de nervosismo e de irritabilidade.

Delícia de iogurte com morango e mel

Ingredientes

- ½ caixa de morangos
- 2 colheres (sopa) de mel
- ½ copo de iogurte
- 250 ml de leite
- Pedras de gelo (opcional)
- Folhinhas de hortelã

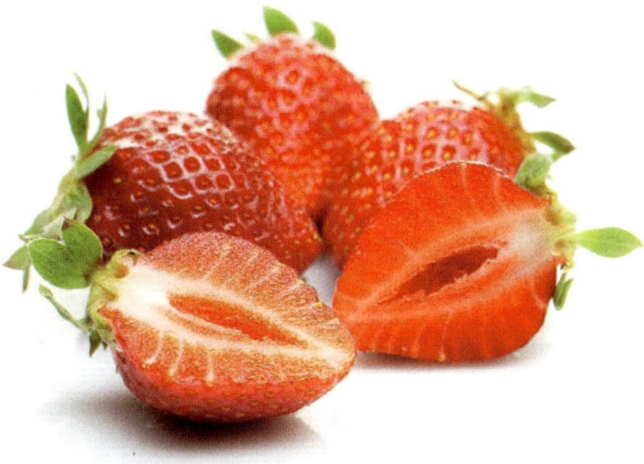

Modo de preparo

Leve todos os ingredientes ao liquidificador. Bata bem e sirva em seguida. Fica sensacional!

Sorvete de iogurte com maracujá e mel

Ingredientes

- 4 maracujás
- 2 colheres (sopa) de mel
- ½ copo de iogurte
- 250 ml de leite
- Pedras de gelo (opcional)
- Folhinhas de hortelã

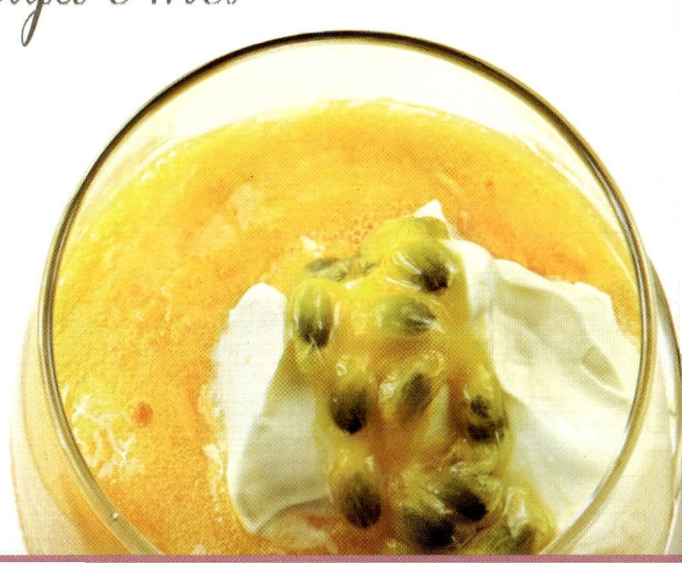

Modo de preparo

Leve todos os ingredientes ao liquidificador. Bata bem e sirva em seguida. Fica sensacional.

Capítulo 3

"Pare de esperar a felicidade sem esforços. Pare de exigir das pessoas aquilo que nem você conquistou ainda.

Critique menos, trabalhe mais.

Nossa compreensão do universo ainda é muito pequena para julgar o que quer que seja na nossa vida.

A grandeza não consiste em receber honras, mas em merecê-las.

É lícito afirmar que são prósperos os povos cuja legislação se deve aos filósofos.

A inteligência é a insolência educada.

Nosso caráter é o resultado de nossa conduta.

Egoísmo não é amor, mas sim uma desvairada paixão por nós próprios.

O homem sábio não busca o prazer, mas a libertação das preocupações e sofrimentos.

Seja senhor de sua vontade e escravo da sua consciência.

E seja feliz!"

Aristóteles

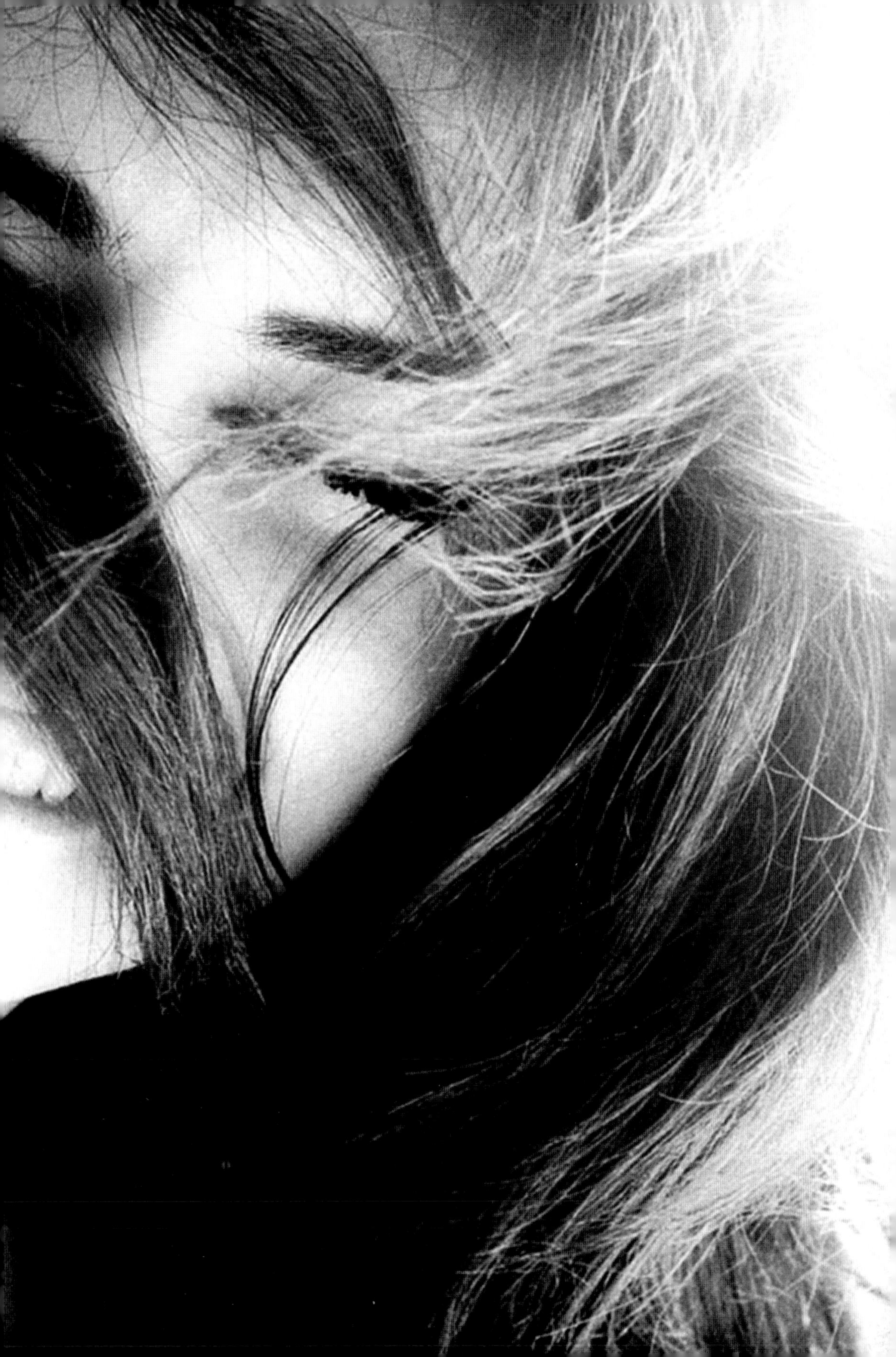

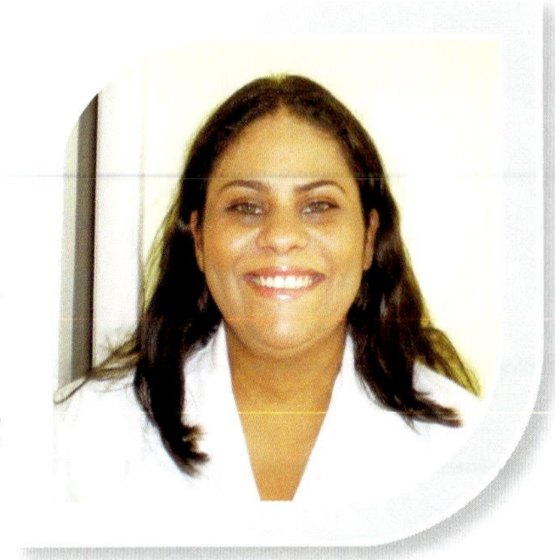

Foto: Divulgação – Acervo pessoal

7 dicas para aproveitar melhor as propriedades dos alimentos

Raquel Pires

Nutricionista / CRN 4711916

Nutricionista graduada pela Universidade Santa Úrsula, pós-graduada em Nutrição Funcional. Personal diet, atua na área de nutrição clínica e consultoria.

Dicas:

- Procure ingerir grãos todos os dias. Os benefícios para a saúde são enormes.
- O trigo integral ajuda a prevenir riscos de doenças coronarianas. Lembre-se disso na próxima refeição.
- Frutas e verduras reduzem o desejo de fumar. Esta dica é incrível. Que tal uma pera em vez de um cigarro só hoje?
- Alimentos ricos em fibras e baixo índice glicêmico são capazes de retardar a absorção da glicose.
- Frutas com mais concentração de líquidos, como melancia, melão, laranja, abacaxi etc., ajudam na hidratação e saciedade.
- Chuchu é fonte de energia e de vitamina C, excelente para a pele.
- Maçã diminui o colesterol, controla o diabetes, ajuda a emagrecer, melhora a prisão de ventre e as dores da gastrite. Coma ao menos uma por dia.

"Uma boa alimentação feita de forma saudável é a garantia de uma vida mais feliz e cheia de disposição."

7 chaves para dormir melhor

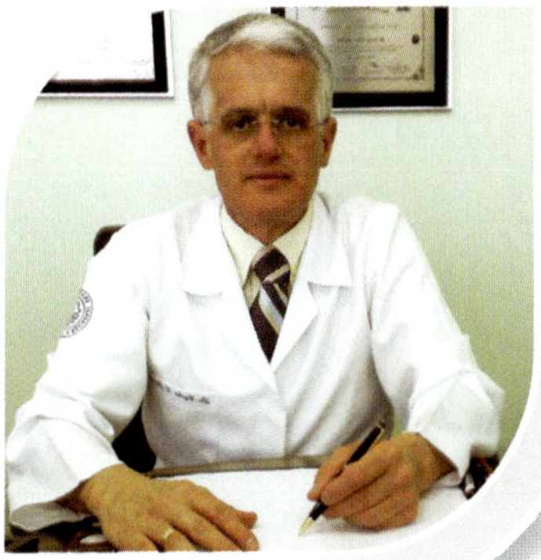

Foto: Divulgação – Acervo pessoal

Dr. Carlos Alberto Machado

Cardiologista

Coordenador da Liga de Hipertensão do Belém-SP do Ambulatório Médico de Especialidades Maria Zélia / Escola Paulista de Medicina – Universidade Federal de São Paulo.

- Estabeleça um horário para dormir. Disciplina ajuda — e muito — neste processo. É preciso um horário padrão e muita determinação e disciplina. Em pouco tempo, o retorno será sensacional.
- Organize seu dia para que, na hora certa, você esteja livre para dormir. Elimine distrações.
- Planeje suas tarefas. Faça isso para que, próximo da hora de ir para a cama, tudo esteja concluído.
- Com o aproximar do horário de dormir, vá diminuindo as atividades, tente acalmar o corpo e a mente. Experimente escrever ou ler. Tomar um banho quente também ajuda. Até mesmo uma xícara de chá relaxante, como a camomila, é muito bem-vinda.
- Acalme a mente, acumulando bons pensamentos. Faça planos, pense em coisas boas.
- Deite-se e sinta cada músculo se acomodar, relaxando na cama. É uma delícia!
- Tente colocar cada preocupação sua em uma gaveta de uma cômoda imaginária e feche com chave. Abra só no dia seguinte. Outra dica é tentar contar sua respiração, inspirando e expirando, para ocupar a mente, impedindo-a de pensar em problemas.

"Faça sua parte e ajude a pressão arterial a cuidar de você."

7 chaves para a ginástica dar certo

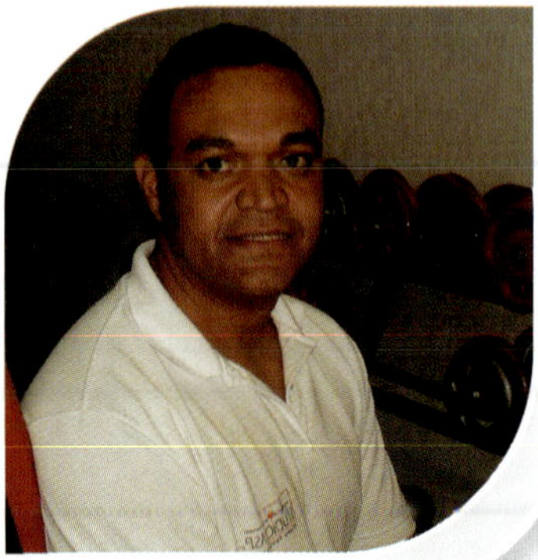

Foto: Divulgação – Acervo pessoal

Prof. Amilton

Professor de Educação Física

Ex-atleta do Centro Esportivo da Aeronáutica – Fisioterapeuta com experiência em acupuntura e reabilitação cardiorrespiratória pela Santa Casa de São Paulo.

1 Sempre que alguém começa uma atividade nova, uma avalanche de ânimo toma conta, para logo em seguida ir baixando até acabar. Não deixe isto acontecer. Estabeleça metas fáceis de serem cumpridas. Poucos minutos, curtas distâncias etc.

2 Faça um diário de seus exercícios. Ao registrá-los, você se compromete consigo mesmo. Estabeleça metas que você tenha condições de cumprir.

3 Compartilhe com outras pessoas pela internet, por um blog ou por telefone o que está fazendo. Esta troca é fundamental.

4 A cada semana, procure uma nova motivação para os exercícios.

5 Se o exercício escolhido for uma caminhada simples em volta do quarteirão, não esqueça de manter o ritmo.

6 Use um pedômetro. Ele ajuda a calcular o que você anda fazendo.

7 Se preferir, faça exercícios em casa.

> *"Atividade física é saúde, é importante para uma vida saudável e feliz. A prática diária de uma atividade física de baixo impacto, como caminhar, é uma excelente arma contra a ansiedade."*

"A felicidade não se resume à ausência de problemas, mas sim na sua capacidade de lidar com eles!"

Albert Einstein

7 chaves para você saber valorizar o que tem

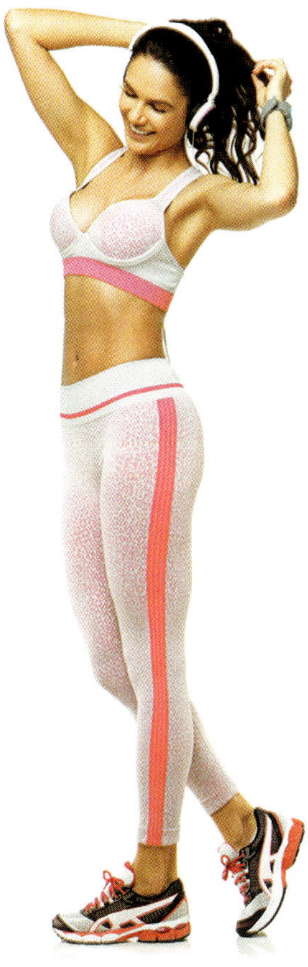

1 Invista em si mesmo em vários aspectos. Beleza é importante, mas não é fundamental. Mesmo assim, é ela que desperta o interesse do sexo oposto, isso é fato. Por outro lado, é óbvio que todos querem alguém que se cuida, para ter orgulho ao apresentar para os amigos.

2 Por isso, capriche e cuide bem do que possui, especialmente da inteligência, do seu vocabulário e seu comportamento.

3 Distribua amor! Só você sabe como foi para adquirir cada bem que possui, então cuide com carinho de cada energia desprendida em relação a eles. Valorize cada item adquirido e doe com amor, quando outro estiver chegando.

4 Sempre que comprar um objeto novo, doe o velho.

5 Dúvidas constantes? Deixe a luz entrar.

6 Não se permita errar. Posicione melhor seus desejos e anseios.

7 Precisa agradar o outro? Organize seus espaços externos e especialmente os internos. Tudo o que vale a pena não te incomoda.

"Escolha um trabalho que você ama e não terás que trabalhar um único dia em sua vida."

Confúcio

7 chaves para viver o hoje sem atrapalhar o amanhã

1 Nada de querer agradar todo mundo. Faça o que é bom para você e não se preocupe com opiniões negativas ou contrárias. É preciso muito pouco para ser feliz. E independentemente de você, o mundo segue seu curso, lembre-se disso.

2 Aceite a si mesmo como é. Encare a verdade. Neste momento não dá para mudar tudo o que gostaria, então relaxe. Concentre-se no presente aqui e agora

3 Confie em suas decisões. Só você sabe o que é realmente bom para si mesmo. Quem vai lhe dar mais crédito neste mundo do que você? Então, relaxe. Queira pouco e aos poucos...

4 Os elogios de que você, hoje, tanto precisa para ficar bem, com o tempo não virão tão facilmente assim. Críticas são bem mais fáceis de ser ditas, lembre-se disso. Seja feliz com o que tem e onde se encontra. Agradeça e aproveite os pequenos prazeres da vida.

5 Viva as suas conquistas e invista em você.

6 Não leve a vida tão a sério, afinal ela não é uma beleza 24 horas por dia. Motive-se pela alegria, minuto a minuto.

7 Invista em você! Ninguém melhor para saber que tudo vai dar certo. Esqueça o medo, a produtividade e os números. Relaxe mais.

7 chaves e segredos para ajudar você a viver melhor

- **1 Rir junto** – Bom humor é uma das coisas mais impressionantes que podem existir em um relacionamento. Já experimentou, até no meio de um problema, sair com uma frase de efeito ou algo engraçado sobre a situação? Esta "paradinha" e o riso fazem tudo ficar mais leve.
- **2 Respeito** – Sem ele, nada segue seu caminho nem fica agradável. Quem tem "jogo de cintura" ganha mil pontos na frente de qualquer pessoa.
- **3 Desejar** – "Querer" estar com o outro é um aprendizado ponto a ponto, algo construído dia a dia.
- **4 Dividir** – Esta é a suprema forma de ficar feliz.
- **5 Superar** – Você pode, você consegue!
- **6 Mimar** – Nada pode ser mais gostoso que um afago.
- **7 Admirar** – Admirando o que está à sua volta faz o universo ter outras cores e faz o mundo sorrir.

"Aquele que nunca viu a tristeza, nunca reconhecerá a alegria."

Khalil Gibran

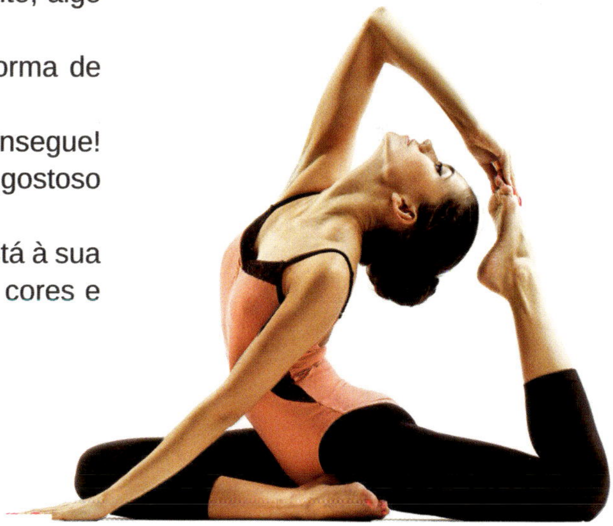

"Insanidade é continuar fazendo sempre a mesma coisa e esperar resultados diferentes."

Autor desconhecido

"Você não é derrotado quando perde, você é derrotado quando desiste ou nem mesmo tenta."

Autor desconhecido

7 chaves e dicas para saber se ocupar do que é bom para você

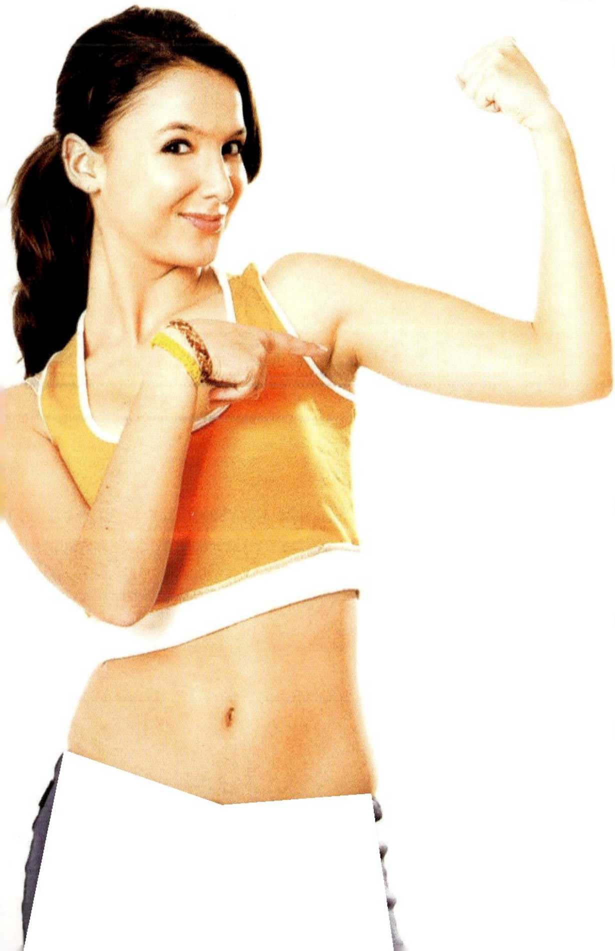

1 Compre uma agenda e anote diariamente o que fará no dia seguinte. Programe-se.

2 Estabeleça prioridades para seu dia.

3 Organize com antecedência seus eventos, problemas, ocupações e compromissos para que, já no dia anterior, tudo fique perfeito.

4 Faça sua lista com antecedência e, ao longo do tempo, vá reorganizando as prioridades.

5 Tente diminuir ou redefinir o número de tarefas para fazer exatamente o que é possível.

6 Presenteie a si mesmo sempre que conseguir cumprir suas metas.

7 Tente relaxar para não ser escravo de suas anotações, mas não deixe de fazer o que é preciso.

7 chaves para aprender a ser organizado

- **1** Dê prioridade a suas tarefas.
- **2** Só saia para se divertir após cumprir o que prometeu a si mesmo.
- **3** Estabeleça metas e o tempo de duração para atingi-las.
- **4** Faça uma agenda destas metas mais importantes.
- **5** Faça o possível para chegar com antecedência em seus compromissos.
- **6** Estabeleça as suas metas.
- **7** Se necessário, use lembretes pela casa.

"A mente que se abre para uma ideia jamais voltará ao seu tamanho natural."

Albert Einstein

7 chaves para aprender a ser positivo

- **1** Seja responsável por suas escolhas e atitudes. Assuma o que pensa e decidiu.
- **2** Responsabilize-se por suas escolhas.
- **3** Detecte pensamentos contrários à sua própria felicidade e afaste-os.
- **4** Identifique pessoas e pensamentos negativos e não deixe que cheguem perto de você.
- **5** Abra as portas para o positivismo.
- **6** Desafie o negativismo, seja firme e determinado.
- **7** Substitua pensamentos, faça metas alcançáveis.

Você saberia dizer o *quanto está satisfeito com a sua vida?*

Não sabe dizer? Pois é. Existe uma escala que foi elaborada em 1980, pelo psicólogo Edward Diener, da Universidade de Ilinois – EUA, que mede o quanto você está satisfeito com a vida. Desde então, esta escala vem sendo utilizada por muitos pesquisadores do mundo inteiro.

Não é um questionário como o do FIB – Felicidade Interna Bruta, mas um teste que sinaliza a sua felicidade pessoal.

Vamos fazer?

Utilize a seguinte escala, de 1 a 7, para pontuar seu nível de concordância.

1 a 2 – Totalmente Falso
3 a 5 – Moderadamente Verdadeiro
6 a 7 – Absolutamente Verdadeiro

Atribua os pontos, de acordo com a escala acima, para pontuar as seguintes questões:

( ) De forma geral, a minha vida está próxima do meu ideal
( ) As condições da minha vida são excelentes
( ) Estou satisfeito com a minha vida
( ) Até agora, alcancei as coisas mais importantes que quero na vida
( ) Se eu pudesse viver novamente, não mudaria praticamente nada

TOTAL – (..........)

Confira a pontuação:

31 a 35 ....Você está extremamente satisfeito com a vida
26 a 30 .... Muito satisfeito
21 a 25 .... Razoavelmente satisfeito
20 .... Nível neutro
15 a 19 .... Ligeiramente insatisfeito
10 a 14 .... Insatisfeito

"O único homem que está isento de erros é aquele que não arrisca a acertar."

Autor desconhecido

7 chaves para ter sempre dinheiro no bolso

1 Tente ser organizado, buscando entender um pouco de finanças.

2 Controle seus gastos colocando no papel todas as despesas.

3 Faça planejamento, aplique uma parte do que recebe e seja disciplinado com você mesmo.

4 Fique de olho no cartão de crédito e cheque especial. Eles são armadilhas, quase vilões, se mal aproveitados.

5 Tenha sempre um plano alternativo. Sabe a velha história do plano "B"?

6 Peça descontos em qualquer compra e guarde o que conseguiu. Pesquise preços e cuidado com os gastos pequenos. De pequeno em pequeno se faz um grande, lembre-se disso.

7 Preste atenção em seu dinheiro. Pense no futuro. Se ficar endividado, corte os gastos e consuma com moderação.

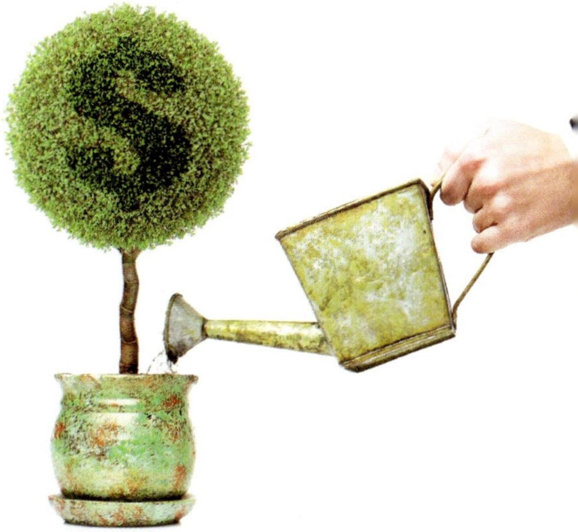

"O segredo da felicidade é encontrar a nossa alegria na alegria dos outros."

Alexandre Herculano

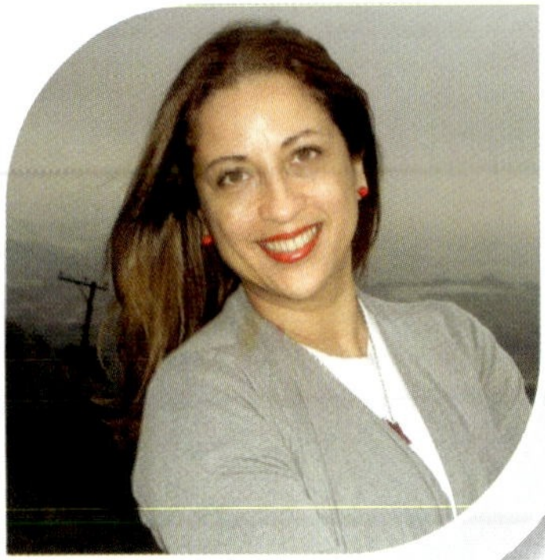

Audrey Schneider – Divulgação – Acervo pessoal

Já pensou em ser mais feliz hoje?

Audrey Schneider

Psicóloga comportamental CRP 06/47472-0

No mundo automatizado em que vivemos, acabamos, no dia a dia, cumprindo as tarefas mais corriqueiras e esquecendo do quanto merecemos momentos especiais. Que tal mudar o olhar e começar a pensar em si mesmo presenteando-se todos os dias, para ter horas de pura alegria e sucesso?

Este é meu convite. A hora é essa!

A vida da gente é realmente muito dura. Quase ninguém vem a este mundo a passeio. A maioria vem a trabalho, e trabalho significa mudar as coisas que queremos, para que sejam melhores para nós e para os outros.

Mas não adianta tentar consertar o mundo!

Se conseguirmos corrigir em nós as coisas que sabemos que estão erradas, já teremos cumprido uma importante tarefa.

Não podemos perder o hábito de alimentar nossos sonhos.

Sem a ação, os sonhos acabam morrendo. Se olhar para dentro de você, encontrará toda a força de que precisa para fazer tudo o que que quiser na vida.

Esta força pode estar muito bem escondida, mas ela está lá esperando você descobrir. Espero que você tenha decidido dar uma virada em sua vida!

Então?

Comece limpando a sua mente dos maus pensamentos.

Dê um "delete" em todos os maus pensamentos que podem estar dentro de você.

Sim, faça uma limpeza mesmo!

Arraste tudo para o lixo: a tristeza, o medo, o pessimismo (esse, então, nem se fala) e tudo mais que você considerar negativo e depressivo.

Comece a multiplicar os pensamentos positivos. Você quer que a vida lhe dê felicidade como uma benção, um presente?

A felicidade geralmente tem de ser conquistada, mesmo que para isso tenhamos de chorar e passar por momentos difíceis. Mas tudo isso acaba e só não consegue ser feliz quem não tenta ou quem para de tentar.

Você quer parar de tentar já?

Se não quer, terá a vida toda pela frente para conquistar sua felicidade e sucesso.

E o que é a felicidade?

Bem, para mim, amar a vida é amar a si próprio, amar e respeitar as pessoas como respeita a si mesmo. Você é e sempre será seu melhor amigo. Por isso, comece agora a fazer tudo o que faria pela pessoa mais querida.

Felicidade é compreender que recebemos esta existência para aprender e não para exigir.

O nosso processo evolutivo depende das atitudes que tomamos diante de cada acontecimento. A felicidade está no próprio caminho e não na chegada, pois é dinâmica e não estática. Felicidade é um estado de espírito e independe de coisas materiais ou de outras pessoas. Ela está aí na sua cabeça e nada nem ninguém pode privar você dela.

Portanto, mãos à obra.

SEJA MUITO FELIZ!

"Não espere o incentivo dos outros, o primeiro a acreditar no seu sonho tem que ser você."

Lua

7 chaves e dicas para dar mais valor à felicidade

- **1** Respeite as suas limitações e as dos outros.
- **2** Não insista diante de um problema.
- **3** Se surgir um problema, mude de atitude diante dele.
- **4** Respire calmamente quando surgir um problema; a tendência é ele sumir.
- **5** Conserve os pensamentos positivos.
- **6** Viva o presente.
- **7** Dedique-se ao que lhe faz bem.

"O único lugar onde o sucesso vem antes do trabalho é no dicionário."

Autor desconhecido

7 coisas que você deve abandonar para ser feliz

1 Esqueça de querer estar sempre certo. A vida é muito mais leve do que isso. Por outro lado, estar certo não muda nada. Tem gente que não suporta estar errada, mas acredite... VOCÊ SEMPRE ESTARÁ, para um ou para outro. Então, pense bem sobre isso e perceba que não vale a pena.

2 Esqueça a culpa. A vida pede serenidade para que tudo possa dar certo. Pare de brigar com a vida, ela é o que é e PRONTO! Culpar os outros por algo ou atitudes do passado está fora de moda. É hora de assumir as rédeas de sua vida e assumir suas atitudes.

3 Pare de reclamar! Este enredo não vai dar samba e nem te levar a lugar algum. Apenas se tornará repetitivo e maçante até para si mesmo. Ninguém, em situação alguma, pode fazer você infeliz, a menos que você permita. Lembre-se disso.

4 Desista de criticar as pessoas, de ficar falando sempre as mesmas coisas, reclamando das festas, eventos etc. Lembre-se de que todos nós somos diferentes e, por isso mesmo, todos iguais.

5 Esqueça as desculpas, livre-se delas. Reúna todas em uma caixa e jogue fora. Sabe por quê? Elas limitam, não te deixam expandir, criar, ser livre! E ainda é uma desculpa para todas as coisas, então... esqueça isso! Pare de mentir para si mesmo e avance em sua caminhada de sucesso, enfrentando as suas decisões.

6 Este é o momento de desapegar, de viver agarrado ao que passou, a coisas e lugares que não vão te ajudar em nada. Isso não significa que você deixará de amar as coisas que possui, muito pelo contrário. O apego vem do medo e o amor vem da paz e da tranquilidade. Solte as amarras e viva feliz!

7 Não viva uma vida a partir das expectativas da opinião de outras pessoas. Passe a viver melhor por suas próprias decisões. Você tem uma vida aqui e agora e precisa vivê-la. Entende? É tempo de ser feliz, de assumir suas ideias e ser você! Não deixe que outras pessoas, mesmo sem saber, governem suas atitudes. Seja você!

7 chaves e dicas para *melhorar seus relacionamentos*

1 Admire seu parceiro. Olhar para quem ama com admiração pode ajudar a melhorar qualquer conflito. É como dizer: "Poxa, olha só como você faz isso bem..." E isso, na maioria das vezes, não vem só do físico, vem da maneira de se comportar diante de um problema, do seu jeito de olhar, de gesticular etc.

2 Mime seu parceiro e a você mesmo. Afinal, um pouco de mimo nunca fez mal a ninguém e o resultado é fabuloso. Quem não gosta de um "paparico"? A delicadeza é a "varinha mágica" do relacionamento, que transforma tudo que toca. Mimar é ser sutil, com pequenos gestos inesperados que surpreendem.

3 Supere seus problemas. Um casal consegue superar seus conflitos usando de educação e elegância para se dirigir um ao outro, buscando entendimento e o constante querer acertar. Quando um acolhe o outro em momentos de fragilidade, a tendência é superar com força extra os problemas. Isso fortalece a relação.

4 Aprenda a dividir. A melhor forma de se ter sucesso na solução dos problemas é a sua postura à frente deles. Por isso compartilhar é algo tão importante, até porque saber dividir não é uma tarefa das mais fáceis, mas vale muito a pena.

5 Desejar e respeitar. Nada mais gostoso do que estar ao lado da pessoa amada, fazendo destes momentos experiências únicas e prazerosas. Sem respeito, nada funciona, porque respeito gera confiança.

6 Rir é sensacional. Rir é maravilhoso, gera boas energias, confiança, alegria. Se for a dois, então, fica maravilhoso.

7 Saiba superar. Acolher a quem se ama fortifica a relação diariamente. É a confiança em saber que a pessoa amada estará sempre ali do lado, haja o que houver. Superar junto é crescer.

"O mundo ou o amor? Se um dia tiver que escolher entre o mundo e o amor, lembre-se: Se escolher o mundo, ficará sem o amor, mas se escolher o amor, com ele você conquistará o mundo."

Se felicidade já foi título de uma canção célebre de Tom Jobim e Vinícius de Moraes, como não ser feliz no amor? Mesmo que, para muitos, ser feliz seja ter dinheiro. Mas para outros, é o amor que define a felicidade.

Ser feliz no amor vai além de haver uma ligação forte entre o casal, é necessário que se estabeleça uma amizade muito especial e formas diferentes e criativas de se divertir.

Cada um deve ter o seu próprio interesse e objetivo, para não depositar no outro o sentimento de responsabilidade pela sua felicidade. Assim, será possível viver um relacionamento harmônico, sem exigências e expectativas.

SER FELIZ NO AMOR É SABER TER SABEDORIA

Mesmo que o relacionamento esteja muito bem encaminhado, com harmonia, é sempre importante que cada um não deixe de dedicar seu tempo para o desenvolvimento pessoal, buscando aprimorar-se cada vez mais como um ser humano mais completo e realizado, transmitindo segurança no relacionamento.

COMO SER FELIZ NO AMOR, MESMO PERMANECENDO EM UM RELACIONAMENTO DE SITUAÇÕES DIFÍCEIS E CONFLITUOSAS?

A relação conflituosa e sem harmonia se torna complicada pelo fato de se estar sendo ferido ou maltrado por alguém. E, para acabar com o sofrimento, pode ser melhor uma mudança no relacionamento.

O problema não é o outro ser mau. O problema é quando você se permite ser maltratada por alguém que se comporta de forma inadequada. Todos merecem ser bem tratados. No entanto, o fato de ser maltratada pode fazer você se sentir como se não merecesse uma situação melhor. E acaba não se permitindo fazer mudanças na vida, como afastar quem não merece estar com você, para que possa abrir as portas para um verdadeiro amor.

Talvez compreendendo e aceitando as diferenças entre ambos seja possível ajudar a conquistar a felicidade do casal. Muitas vezes, quando alguém tem ideias diferentes das nossas, nos sentimos ameaçados, e a tendência é levar as diferentes opiniões como um ataque pessoal, o que torna tudo muito difícil.

Tentar compreender o outro, aceitar que alguém tem ideias diferentes das suas, assim como interesses e opiniões distintas, não tem que ser uma ameaça. E muito menos uma agressão pessoal. Apesar de ser difícil de gerenciar as diferenças, é importante encará-las como algo natural. Conversar com calma sobre essas mesmas diferenças pode ser bastante útil e às vezes até se descobre que se está falando da mesma coisa, mas com palavras diferentes.

Conseguir saber respeitar alguém com escolhas e opiniões diferentes pode ser de grande ajuda para que o outro aprenda também a respeitar as nossas ideias e opiniões.

TRANSMITIR CONFIANÇA E SER HONESTO

A tarefa de aprender a confiar no outro é fazer o possível para ser o mais transparente possível, ser honesto consigo mesmo e com o outro. Ser honesto com alguém pode fazer toda a diferença. Ser honesto é importantíssimo para ser feliz no amor. Se pensarmos em passar muito tempo com o nosso companheiro, é importante começar a compartilhar as experiências de cada um e partilhar dessas experiências em conjunto. Aos poucos o nível de confiança vai aumentando.

DIZER O QUE SENTE E ESTABELECER A COMUNICAÇÃO

Um relacionamento saudável mantém uma comunicação regular e aberta para permitir frequente troca de informações do que se sente ou sobre o que está acontecendo na sua vida. Quando as pessoas compartilham seus sentimentos, suas emoções e opiniões, isso ajuda a desenvolver uma compreensão recíproca dos gostos e desacordos do casal. Conversando é possível saber o que o outro espera do relacionamento, mesmo que muitas vezes seja difícil partilhar quando surgem os dramas emocionais, pois assumir o que sentimos já é difícil, ainda mais dizer ao outro aquilo que consideramos uma fraqueza.

Quando falamos sobre coisas que nos parecem difíceis, principalmente quando se está triste ou zangado, isso nos faz compreender o outro. No entanto, nunca devemos ser submissos e permitir que os outros nos rebaixem, humilhem ou desvalorizem perante outras pessoas.

PARA UM CASAL SER FELIZ, É EXTREMAMENTE IMPORTANTE RESPEITAR O ESPAÇO UM DO OUTRO E TER UMA VIDA SOCIAL SAUDÁVEL

Faz parte dos rituais de um casal sair junto. E é muito importante ter programas em comum, o que pode ser muito divertido. Mas de vez em quando, pense em criar um espaço vazio para dar ao outro. Isso pode ajudar a fazer uma retrospectiva sobre o próprio relacionamento e ajuda a criar maior proximidade entre o casal. Algumas pessoas têm dificuldade em entender esse espaço "vazio", criando dramas internos por sentirem alguma rejeição.

Ter outras companhias, como os amigos, e não apenas a pessoa com quem se relaciona, pode ajudar a expandir os interesses e trazer coisas novas e diferentes para o casal.

HABILIDADE PARA GERENCIAR CONFLITOS E DIFERENTES OPINIÕES

Como somos diferentes uns dos outros, é sempre bom lembrar que o mundo poderia ser bastante chato se todos fossem iguais. Quando respeitamos e aceitamos as diferenças, ajudamos a construir uma relação mais saudável e mais forte. Aprender **como ser feliz no amor** é viabilizar um relacionamento saudável e duradouro, tornando as pessoas mais atraentes e interessantes. A alma, quando está feliz, é porto seguro em todas as turbulências da sua existência.

Amor, sucesso e felicidade são formas de realizaçao pessoal e estão totalmente conectadas a como você se percebe e se avalia. Descubra com este teste o seu autoconceito e sua capacidade de amar.

"*Mude, mas comece devagar, porque a direção é mais importante do que a velocidade.*"

Edson Marques

Teste

como está a sua autoestima

1 – SE VOCÊ OLHAR PARA O ESPELHO E PERCEBER QUE ESTÁ ACIMA DO PESO, VOCÊ:

a. Fica irritado e frustrado, mas continua comendo, já que não tem jeito.
b. Tenta disfarçar usando uma roupa que não evidencie a forma física.
c. Procura aceitar e toma providências para começar uma dieta.

2 – QUANDO O CHEFE CRITICA O SEU TRABALHO, VOCÊ:

a. Sente-se humilhado e pensa que seu trabalho não tem o devido reconhecimento.
b. Responde imediatamente às críticas, porque acha que ele é implicante.
c. Procura escutar e aproveitar o que for útil da crítica para tentar melhorar.

"*A alegria não está nas coisas, mas em nós.*"

Richard Wagner

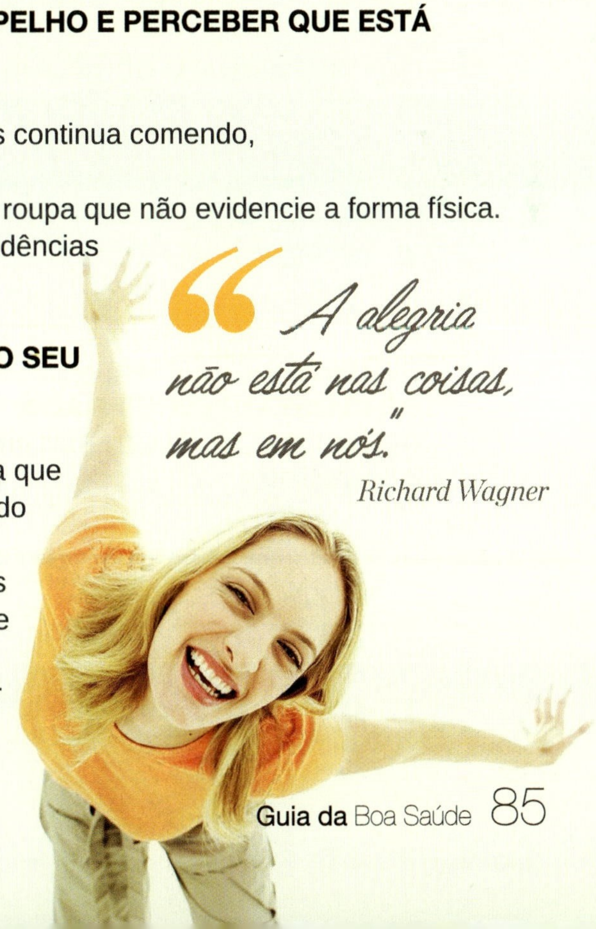

3 – SE VOCÊ RECEBE UM CONVITE PARA UMA FESTA E NÃO QUER IR, MAS O ANFITRIÃO INSISTE, VOCÊ:

a. Resolve ir mesmo contra sua vontade.
b. Acaba inventando uma desculpa qualquer para não ir.
c. Educadamente pede desculpas e recusa o convite.

4 – SE ALGUÉM NO SUPERMERCADO ESTÁ FURANDO A FILA NA SUA FRENTE, VOCÊ:

a. Deixa pra lá e não fala nada, pois não gosta de briga.
b. Fica bastante irritado e discute com a pessoa.
c. Fala com ela e avisa onde está o fim da fila.

5 – QUANDO ALGUÉM OLHA UMA FOTO SUA E FAZ UM ELOGIO, COMO VOCÊ RESPONDE?

a. Acho que estou até muito bem pela minha idade.
b. Imagina, eu estou horrorosa nesta foto.
c. Ah! Muito obrigada. Estou feliz que tenha gostado.

6 – DURANTE UMA REUNIÃO DE TRABALHO, VOCÊ TEM UMA SUGESTÃO QUE PODERÁ MELHORAR O DESEMPENHO DE UM SETOR ESPECÍFICO DA EMPRESA QUE NÃO ESTÁ RELACIONADO ÀS SUAS ATRIBUIÇÕES. COMO VOCÊ SE COMPORTA?

a. Fica inseguro para dizer as suas ideias, com receio de ser ridicularizado.
b. Não fala nada, para evitar criar caso e acharem que você é um intrometido.
c. Dá a sua opinião e quer ouvir os comentários, mesmo que sejam diferentes do seu ponto de vista.

7 – SEU CHEFE, DEPOIS DE ANALISAR O RELATÓRIO QUE VOCÊ APRESENTOU, SE MOSTROU INDIFERENTE. QUAL SUA REAÇÃO?

a. Fica decepcionado porque ele não valorizou o seu esforço.
b. Pensa que não precisa se esforçar tanto, pois não foi reconhecido.
c. Fica bem, pois apesar de ter esperado receber um elogio sabe que não prejudicará a qualidade dos seus trabalhos seguintes.

8 – QUANDO RECEBE UM ELOGIO DIZENDO QUE A SUA ROUPA ESTÁ MUITO "CHIQUE", SUA REAÇÃO É:

a. Diz: "Nossa! Essa roupa é tão antiga".
b. Troca o elogio dizendo: "É você que está sempre muito elegante".
c. Prefere apenas agradecer.

9 – VOCÊ ESTÁ SEM EMPREGO E RECEBE UMA PROPOSTA PARA GANHAR MENOS DO QUE RECEBIA ANTES:

a. Prefere recusar, pois não aceita trabalhar por um salário menor.
b. Aceita o emprego, mas não irá se dedicar, por causa do salário baixo.
c. Fica satisfeito e aceita o emprego, mesmo não achando o ideal.

10 – VOCÊ SENTE QUE SUA PARCEIRA(O) ESTÁ UM POUCO DISTANTE E NÃO ESTÁ TE DANDO ATENÇÃO:

a. Mesmo se sentindo mal, prefere não falar nada.
b. Acha um absurdo e briga porque acha que merece toda atenção.
c. Prefere conversar e dizer que a falta de atenção não está lhe agradando.

RESULTADO

SE A MAIORIA DAS RESPOSTAS FOR "A" – SUA AUTOESTIMA ESTÁ BAIXA.

Significa que você tem uma das características que é a de se sentir como se não tivesse o controle sobre a própria vida. Pratique expressar mais os seus sentimentos e opiniões com firmeza e clareza, mas não com agressividade. Você é livre e tem todo o direito de dizer "não" e querer mudar de opinião, porém não tem necessidade de ficar justificando para os outros as suas decisões. Aprenda a ressaltar e valorizar mais as suas qualidades e pare de ver tantos defeitos em si mesmo. Quando for receber um elogio, procure a melhor maneira de reagir e de fazer um comentário positivo, aceitando com naturalidade e agradecendo, sem utilizar expressões que o depreciem. Todo dia é um novo dia, e o presente é nosso melhor presente!

SE A MAIORIA FOR "B" – SUA AUTOESTIMA ESTÁ BAIXA, OSCILA EM ALTOS E BAIXOS.

Apesar de o seu autoconceito ser bom em vários aspectos, você ainda pode melhorá-lo. Pode ser que sua **autoestima esteja** alta em relação ao seu trabalho, mas baixa em relação ao que você pensa do seu corpo. Neste caso, para melhorar, você pode deixar de fazer comparações exageradas com outras pessoas. Se possível, procure ser mais flexível e menos crítico consigo **mesmo**. Evite julgamentos radicais. Não precisa ser "bom" ou "ruim". Pode achar um meio-termo. E nunca se esqueça de respeitar sempre a si mesmo.

SE A MAIORIA FOR "C" – SUA AUTOESTIMA É POSITIVA.

Neste caso, vive bem consigo mesmo a maior parte do tempo. Consegue ter mais recursos interiores na hora de enfrentar os desafios. A sua palavra de ordem é "autoconfiança". Acredita na sua capacidade de influenciar tudo que se passa à sua volta e consegue se adaptar às mudanças, pois tem recursos **importantes** para obter sucesso e **realização** pessoal. Sabe respeitar a opinião do outro, mas nem por isso se sente na obrigação de fazer alguma coisa que não queira. Conhece seus limites, sente-se capaz de expor suas ideias e **sentimentos** sem ser uma pessoa agressiva. Sabe também dizer "não" quando for necessário. Aceita elogios sem se sentir manipulado e os retribui apenas quando deseja **sinceramente.**

"Se você pode sonhar, você pode fazer."

Walt Disney

Teste

Você está preparado para a chegada do amor?

Às vezes você pode imaginar ser muito difícil ou quase impossível encontrar o seu verdadeiro amor, mas ele pode aparecer agora mesmo, em um encontro, no seu trabalho, na casa de um amigo ou até mesmo dobrando a esquina. Ele pode estar mais próximo de você do que imagina. Resta saber se estará preparado para ele ou irá dispensá-lo...

1 – NUM PRIMEIRO ENCONTRO OU NUM PRIMEIRO OLHAR, VOCÊ ACHA POSSÍVEL SE APAIXONAR?

a. Sim, pois o que conta é aquela sensação apaixonante que o outro provoca.
b. Não conseguiria de jeito nenhum.
c. Acho possível, mas primeiro prefiro sair mais vezes para conhecê-lo melhor.

2 – ACREDITA QUE O AMOR, PARA SER ETERNO, PRECISA SER RENOVADO TODOS OS DIAS?

a. Com certeza, a chama tem de se manter acesa sempre.
b. Não, porque quando se ama o que se sente é eterno.
c. Não necessariamente, mas se precisar eu vou à luta.

3 – VOCÊ PREFERE UMA PAIXÃO CURTA OU UM NOIVADO PROLONGADO?

a. Prefiro paixões curtas, arrebatadoras e intensas.
b. Gosto de relacionamento com compromisso.
c. Eu não saberia dizer, depende do momento.

4 – VOCÊ SE ACHA UMA PESSOA BONITA E ATRAENTE?

a. Eu me acho lindo!
b. Não gosto da minha aparência física.
c. A minha beleza depende do meu estado de humor.

5 – QUANDO CONHECE ALGUÉM, VOCÊ PREFERE TOMAR A INICIATIVA?

a. Sim, porque me sinto mais atraente.
b. Não saberia como proceder, prefiro ser conquistado.
c. Depende, porque já tomei a iniciativa e também já me deixei ser conquistado.

6 – QUANDO RESPONDE A UMA DECLARAÇÃO AMOROSA, TEM O HÁBITO DE PEDIR UM TEMPO PARA PENSAR?

a. Sempre quero um tempo para pensar.
b. Geralmente não, respondo na hora.
c. Se estou certo do sentimento, respondo logo. Mas, se não estou, espero um pouquinho.

7 – QUANDO COMEÇA A NAMORAR, PREFERE EVITAR INTIMIDADES ATÉ A RELAÇÃO FICAR MAIS SÉRIA?

a. Com certeza, prefiro sentir se o relacionamento vai ser sério.
b. Não evito, acho que tem de acontecer logo.
c. Se estiver muito apaixonado, não espero. Mas se for o contrário, prefiro evitar.

8 – UM AMIGO QUER TE APRESENTAR A UMA PESSOA QUE PODE SER UM PROVÁVEL PRETENDENTE. VOCÊ ACEITARIA?

a. Sim, afinal não tenho nada a perder e pode ser realmente interessante.
b. Peço informações antes para ver se a pessoa pode me interessar.
c. Procuro dar uma desculpa qualquer, pois não acredito que o amor aconteça para esse tipo de situação armada.

9 – VOCÊ CONHECE UMA PESSOA E ELA TE CONVIDA PARA JANTAR. COMO VOCÊ SE COMPORTA?

a. Procuro falar assuntos em comum para facilitar a conquista.
b. Falo tudo da minha vida e quero saber detalhes da vida da outra pessoa para conhecê-la bem.
c. Fico mais quieta e analiso a outra pessoa.

10 – VOCÊ COMEÇOU A CONHECER UMA PESSOA E QUERIA SAIR COM ELA NO FINAL DE SEMANA. QUE ATITUDE VOCÊ TOMA?

a. Prefiro convidar a pessoa para sair.
b. Deixo a pessoa perceber meu interesse, mas prefiro esperar que ela me convide.
c. Espero que a pessoa me convide.

11 – VOCÊ ACEITARIA O CONVITE PARA SAIR COM UMA PESSOA QUE ESTÁ INTERESSADA EM VOCÊ, MAS QUE NÃO FAZ SEU TIPO?

a. Aceitaria sem problemas, porque dou oportunidade de conhecer melhor as pessoas.
b. Como quero muito me distrair, eu aceito o convite.
c. Não aceito, porque não gosto de perder tempo com quem não faz meu tipo.

12 – COMO É SUA REAÇÃO AO PERCEBER QUE SEU RELACIONAMENTO DE ALGUNS MESES NÃO ESTÁ INDO MUITO BEM?

a. Procuro conversar e tentar ajustar o que pode melhorar na relação.
b. Não falo nada e procuro seguir em frente.
c. Sinto-me desanimado com o relacionamento.

13 – VOCÊ SE SENTIRIA TRANQUILO SE O SEU PARCEIRO FIZESSE UMA VIAGEM DE TRABALHO DURANTE TRÊS MESES?

a. Fico tranquilo, porque sei o quanto a gente se ama.
b. Não conseguiria de jeito nenhum, pois é muito tempo longe.
c. Acho que aceito, mas fico morrendo de ciúmes.

14 – AO SE PREPARAR PARA SAIR COM ALGUÉM, PREFERE ESCOLHER ROUPAS QUE FAÇAM VOCÊ SE SENTIR MAIS ATRAENTE?

a. Gosto de usar roupas que chamem mais a atenção.
b. Não gosto de roupas chamativas, prefiro ser mais discreto.
c. Depende da ocasião ou do momento.

15 – QUANDO ESTÁ NAMORANDO, VOCÊ ACREDITA SER IMPORTANTE MANTER AS AMIZADES?

a. Sim, adoro fazer programa de casais.
b. Não gosto de misturar o meu relacionamento com o de outras pessoas.
c. Não sempre, mas de vez em quando eu gosto.

RESULTADO

SE A MAIORIA DAS RESPOSTAS FOR "A" – VOCÊ ESTÁ PREPARADÍSSIMO PARA SE ENVOLVER COM UMA PESSOA E CONSTRUIR UM RELACIONAMENTO SAUDÁVEL E HARMONIOSO.

Sabe perceber e criar oportunidades que a vida tem para oferecer.

SE A MAIORIA DAS RESPOSTAS FOR "B" – SINAL DE ALERTA, POIS VOCÊ ESTÁ DIFICULTANDO AS COISAS PARA CONHECER UMA PESSOA QUE POSSA SER INTERESSANTE.

Deseja um relacionamento, mas não se entrega o suficiente para que possa acontecer. Analise o seu comportamento e procure não ser tão exigente.

SE A MAIORIA DAS RESPOSTAS FOR "C" – VOCÊ AINDA NÃO ESTÁ PRONTO PARA UM RELACIONAMENTO.

Tente ser menos exigente e intolerante nas suas atitudes. Você vai conseguir, pode apostar!

Teste

Você sabe ser feliz?

Saber em que grau está nossa própria felicidade não é uma tarefa das mais fáceis. Mas você pode conseguir as respostas que deseja, respondendo ao teste a seguir.

VOCÊ É UMA PESSOA ANIMADA COM A VIDA?

( )a-nunca ( )b-raramente ( )c-às vezes ( )d-sempre ( )e-bastante

GOSTA DO TRABALHO QUE FAZ?

( )a-nunca ( )b-raramente ( )c-às vezes ( )d-sempre ( )e-bastante

FAZ MAIS O QUE GOSTA OU DEIXA SUAS VONTADES SEMPRE PARA DEPOIS?

( )a-nunca ( )b-raramente ( )c-às vezes ( )d-sempre ( )e-bastante

ESTÁ SATISFEITO COM A IMAGEM DO SEU ESPELHO?
( )a-nunca ( )b-raramente ( )c-às vezes ( )d-sempre ( )e-bastante

ACORDA COM VONTADE DE IR A PÉ À PADARIA?
( )a-nunca ( )b-raramente ( )c-às vezes ( )d-sempre ( )e-bastante

SABE DAR CONFORTO A SI MESMO?
( )a-nunca ( )b-raramente ( )c-às vezes ( )d-sempre ( )e-bastante

SABE ORGANIZAR SUAS FINANÇAS?
( )a-nunca ( )b-raramente ( )c-às vezes ( )d-sempre ( )e-bastante

QUANDO VOLTA PARA CASA, EM GERAL ESTÁ FELIZ COM O QUE FEZ DURANTE O DIA?
( )a-nunca ( )b-raramente ( )c-às vezes ( )d-sempre ( )e-bastante

CONSEGUE POUPAR SEM SOFRER MUITO?
( )a-nunca ( )b-raramente ( )c-às vezes ( )d-sempre ( )e-bastante

CONSEGUE VER O LADO POSITIVO DA VIDA?
( )a-nunca ( )b-raramente ( )c-às vezes ( )d-sempre ( )e-bastante

SABE APRENDER COM SEUS ERROS E TIRAR BOAS LIÇÕES PARA A VIDA?
( )a-nunca ( )b-raramente ( )c-às vezes ( )d-sempre ( )e-bastante

JÁ APRENDEU A LIDAR COM SUAS EMOÇÕES?
( )a-nunca ( )b-raramente ( )c-às vezes ( )d-sempre ( )e-bastante

SABE ADMINISTRAR BEM SEU TEMPO?
( )a-nunca ( )b-raramente ( )c-às vezes ( )d-sempre ( )e-bastante

VALORIZA AS COISAS SIMPLES DA VIDA?
( )a-nunca ( )b-raramente ( )c-às vezes ( )d-sempre ( )e-bastante

SABE O QUE QUER FAZER DAQUI A DOIS ANOS? DAQUI A DOIS MESES? OU DAQUI A DUAS SEMANAS? E CONSEGUE CUMPRIR AO QUE SE PROPÕE?
( )a-nunca ( )b-raramente ( )c-às vezes ( )d-sempre ( )e-bastante

COSTUMA ALCANÇAR SUAS METAS?
( )a-nunca ( )b-raramente ( )c-às vezes ( )d-sempre ( )e-bastante

AS PESSOAS SEMPRE COMENTAM SUAS HABILIDADES?
( )a-nunca ( )b-raramente ( )c-às vezes ( )d-sempre ( )e-bastante

COMPRA SEMPRE COISAS QUE QUERIA MUITO?
( )a-nunca ( )b-raramente ( )c-às vezes ( )d-sempre ( )e-bastante

APROVEITA AS OPORTUNIDADES?
( )a-nunca ( )b-raramente ( )c-às vezes ( )d-sempre ( )e-bastante

EXPLICAÇÃO DE CADA LETRA

MAIS LETRAS "A" - NUNCA – Ser feliz para você é algo difícil. Está sempre procurando o que pode lhe trazer problemas e isso o deixa triste. Que tal, só por uma experiência, tentar algo novo? Você pode se surpreender.

MAIS LETRAS "B" - RARAMENTE – Você, apesar de insistir, tem tendência à felicidade, está a um passo do que pode mudar complemente sua vida. Que tal tentar?

MAIS LETRAS "C" - ÀS VEZES – Você já está mais solto e sabe que tem coisa boa do outro lado da margem deste rio. Até já deu uma boa espiadela. Será que já não é hora de seguir as dicas e experimentar, relaxar e aproveitar mais?

MAIS LETRAS "D" - SEMPRE – Fã de carteirinha da alegria e animação. Você sabe ser feliz e aproveitar os bons momentos, parabéns!

MAIS LETRAS "E" - BASTANTE – Uau! Você é pura alegria! Estar ao seu lado é distração certa e bons momentos. É feliz porque sabe onde está. Isso te faz leve, continue assim.

PONTUAÇÃO

A=0 PONTO; B=1 PONTO; C=2 PONTOS; D=3 PONTOS; E=4 PONTOS

SOMANDO AS PONTUAÇÕES:

0 a 19 .... **NÃO SABE SER FELIZ**
20 a 29 .... **ESTÁ EM BUSCA DA FELICIDADE**
30 a 39 ......**SABE SER FELIZ, SATISFATORIAMENTE**
40 a 59 .... **É FELIZ**
60 em diante .... **É MUITO FELIZ!**

10 DICAS FINAIS PARA ALCANÇAR O *Bem-Estar*

1. Sempre que iniciar uma tarefa, pense em coisas boas, no resultado, no seu sucesso. Isso lhe dá energia extra para driblar qualquer problema.

2. Problemas existem porque existem soluções para cada um deles, e a cada problema uma onda de ideias surge para ajudar você. É aí que reside o aprendizado.

3. Tudo que for fazer na vida, faça o melhor que puder; no final, isso vai lhe dar uma satisfação imensa.

4. Troque todos os alarmes (telefone, campainha, celular etc.) à sua volta por sons agradáveis; isso serena qualquer ambiente.

5. Crie hábitos para ter uma melhor qualidade de vida, como comer nutrientes necessários para garantir um corpo saudável. Durma com qualidade para despertar bem.

6. Procure, no seu dia a dia, oferecer um presente para si mesmo. Experimente!

7. Não espere e nem crie expectativas para ser feliz, dê a você mesmo o que você merece.

8. Aprenda a descartar toda energia negativa do seu dia a dia. Pode dar trabalho, mas vai valer a pena!

9. Ao acordar, olhe para o espelho e diga: você está muito bem hoje. Bom dia!

10. Aproveite tudo o que acontece em seu dia, crie mecanismos de motivação com olhar mais positivo para tudo, mesmo para aquilo que pareça ruim.

DIRETORIA: Jorge Carneiro e Rogério Ventura; **Diretor Editorial:** Henrique Ramos; **REDAÇÃO: Editor-chefe:** Daniel Stycer; **Editoras:** Eliana Rinaldi e Renata Meirelles; **Equipe Editorial:** Adriana Cruz, Sandra Ribeiro, Débora Justiniano, Hugo Wyler Filho, Juliana Borges, Lívia Barbosa, Verônica Bareicha, Daniela Mesquita, Dalva Corrêa, Maria Flavia dos Reis e Jefferson Peres; **ARTE:** Leo Fróes, Raquel Soares, Franconero Eleutério, Julio Lapenne, Laércio Costa, Jefferson Gomes, Talitha Magalhães e Raphael Bellem; **Edição e Tratamento de Imagem:** Luciano Urbano, Reinaldo Pires e Cristian Barboza; **Diagramação:** Maria Clara Rodrigues e Evandro Matoso; **Produção Gráfica:** Jorge Silva; **Tecnologia da Informação:** Márcio Marques; **Marketing:** Everson Chaves (coordenação); Cássia Nascimento, Patrícia Reis, Luiza Martins e Jully Anne Costa; **Controle:** William Cardoso e Clayton Moura; **Circulação:** Luciana Pereira, Sara Martins, Wagner Cabral e Alexander Lima; **EDIOURO PUBLICAÇÕES DE PASSATEMPOS E MULTIMÍDIA LTDA**. Rua Nova Jerusalém, 345, CEP 21042-235 – Rio de Janeiro, RJ. Tel.: (0XX21) 3882-8200, Fax: (0XX21) 2290-7185; Distribuição: Dinap Ltda. – Distribuidora Nacional de Publicações, Rua Dr. Kenkiti Shimomoto, nº 1678, CEP 06045-390 – Osasco – SP. Tel.: PABX (0XX11) 3789-3000.

PROJETO E REALIZAÇÃO
CRIATIVO
MERCADO EDITORIAL

PUBLISHER
Carlos Rodrigues
DIRETORA FINANCEIRA
Esilene Lopes de Lima
AUTORA
Jeanne Margareth
DIREÇÃO DE ARTE
Marcelo Almeida
EDITOR
René Ferri